谭春雨——整理

中医临床必读丛书 重刊

中藏经

人民卫生出版社

·北京·

图书在版编目（CIP）数据

中藏经 / 谭春雨整理 . —北京：人民卫生出版社，2023.4

（中医临床必读丛书重刊）

ISBN 978-7-117-34653-5

Ⅰ. ①中… Ⅱ. ①谭… Ⅲ. ①《中藏经》 Ⅳ. ①R2-52

中国国家版本馆 CIP 数据核字（2023）第 048613 号

人卫智网	www.ipmph.com	医学教育、学术、考试、健康，购书智慧智能综合服务平台
人卫官网	www.pmph.com	人卫官方资讯发布平台

中医临床必读丛书重刊
中藏经
Zhongyi Linchuang Bidu Congshu Chongkan
Zhongzangjing

整　　理：谭春雨
出版发行：人民卫生出版社（中继线 010-59780011）
地　　址：北京市朝阳区潘家园南里 19 号
邮　　编：100021
E - mail：pmph @ pmph.com
购书热线：010-59787592　010-59787584　010-65264830
印　　刷：三河市博文印刷有限公司
经　　销：新华书店
开　　本：889×1194　1/32　**印张**：5
字　　数：77 千字
版　　次：2023 年 4 月第 1 版
印　　次：2023 年 5 月第 1 次印刷
标准书号：ISBN 978-7-117-34653-5
定　　价：26.00 元
打击盗版举报电话：010-59787491　**E-mail**：WQ @ pmph.com
质量问题联系电话：010-59787234　**E-mail**：zhiliang @ pmph.com
数字融合服务电话：4001118166　**E-mail**：zengzhi @ pmph.com

重刊说明

　　中医药学是中华民族的伟大创造,是中国古代科学的瑰宝,也是打开中华文明宝库的钥匙,为中华民族繁衍生息做出了巨大贡献,对世界文明进步产生了积极影响。中华五千年灿烂文化,"伏羲制九针""神农尝百草",中医经典著作作为中医学的重要组成部分,是中医药文化之源、理论之基、临床之本。为了把这些宝贵的财富继承好、发展好、利用好,人民卫生出版社于2005年推出了《中医临床必读丛书》(简称《丛书》)(105种),随后于2017年推出了《中医临床必读丛书》(典藏版)(30种),丛书出版后深受读者欢迎,累计印制近900万册,成为了中医药从业人员和爱好者的必读经典。

　　毋庸置疑,中医古籍不仅是中医理论的基础,更是中医临床坚强的基石,提高临床疗效的捷径。每一位中医从业者,无不是从中医经典学起的。"读经典、悟原理、做临床、跟名师、成大家"是中医成才的必要路径。为了贯彻落实党的二十大报告指出的促进中医药传承创新发展和《关于推进新时代古籍工作的意见》要求，传承中医典籍精华，同时针对后疫情时代中医药在护佑人民健康方面的重要性以及大众对于中医经典的重视，我们因时因势调整和完善中医古籍出版工作，因此，在传承《丛书》原貌的基础上，对105种图书进行了改版，推出《中医临床必读丛书重刊》（简称《重刊》）。为了便于读者阅读，本版尽量保留原版风格，并采用双色印刷，将"养生类著作"单列，对每部图书的导读和相关文字进行了更新和勘误；同时邀请张伯礼院士和王琦院士为《重刊》作序，具体特点如下：

1. **精选底本，校勘严谨** 每种古籍均由各科专家遴选精善底本，加以严谨校勘，为读者提供精准的原文。在内容上，考虑中医临床人员的学习需要，一改过去加校记、注释、语译等方式，原则上只收原文，不作校记和注释，类似古籍的白文本。对于原文中俗体字、异体字、避讳字、古今字予以径改，不作校注，旨在使读者在研习之中渐得旨趣，体悟真谛。

2. **导读要览，入门捷径** 为了便于读者学习和理解，每本书前撰写了导读，介绍作者生平、成书背景、学术特点，重点介绍该书的主要内容、学习方法和临证思维方法，以及对临床的指导意义，对书的内容提要钩玄，方便读者抓住重点，提升学习和临证效果。

3. **名家整理，打造精品** 《丛书》整理者如余瀛鳌、钱超尘、郑金生、田代华、郭君双、苏礼等大部分专家都参加了我社20世纪80年代中医古籍整理工作,他们拥有珍贵而翔实的版本资料,具备较高的中医古籍文献整理水平与丰富的临床经验,是我国现当代中医古籍文献整理的杰出代表,加之《丛书》在读者心目中的品牌形象和认可度,相信《重刊》一定能够历久弥新,长盛不衰,为新时代我国中医药事业的传承创新发展做出更大的贡献。

主要分类和具体书目如下:

 经典著作

《黄帝内经素问》 　　《金匮要略》

《灵枢经》 　　　　　《温病条辨》

《伤寒论》 　　　　　《温热经纬》

 诊断类著作

《脉经》 　　　　　　《濒湖脉学》

《诊家枢要》

 通用著作

《中藏经》 　　　　　《三因极一病证方论》

《伤寒总病论》 　　　《素问病机气宜保命集》

《素问玄机原病式》 　《内外伤辨惑论》

《儒门事亲》 　　　　《石室秘录》

《脾胃论》 　　　　　《医学源流论》

《兰室秘藏》 　　　　《血证论》

《格致余论》 　　　　《名医类案》

《丹溪心法》 　　　　《兰台轨范》

《景岳全书》 　　　　《杂病源流犀烛》

《医贯》 　　　　　　《古今医案按》

《理虚元鉴》 　　　　《笔花医镜》

《明医杂著》 　　　　《类证治裁》

《万病回春》 　　　　《医林改错》

《慎柔五书》 　　　　《医学衷中参西录》

《内经知要》 　　　　《丁甘仁医案》

《医宗金鉴》

 各科著作

(1) 内科

《金匮钩玄》 　　　　　　《张氏医通》

《秘传证治要诀及类方》 　《张聿青医案》

《医宗必读》 　　　　　　《临证指南医案》

《医学心悟》 　　　　　　《症因脉治》

《证治汇补》 　　　　　　《医学入门》

《医门法律》 　　　　　　《先醒斋医学广笔记》

《温疫论》　　　　　《串雅内外编》

《温热论》　　　　　《医醇賸义》

《湿热论》　　　　　《时病论》

（2）外科

《外科精义》　　　　《外科证治全生集》

《外科发挥》　　　　《疡科心得集》

《外科正宗》

（3）妇科

《经效产宝》　　　　《傅青主女科》

《女科辑要》　　　　《竹林寺女科秘传》

《妇人大全良方》　　《济阴纲目》

《女科经纶》

（4）儿科

《小儿药证直诀》　　《幼科发挥》

《活幼心书》　　　　《幼幼集成》

（5）眼科

《秘传眼科龙木论》　《眼科金镜》

《审视瑶函》　　　　《目经大成》

《银海精微》

（6）耳鼻喉科

《重楼玉钥》　　　　《喉科秘诀》

《口齿类要》

（7）针灸科

《针灸甲乙经》　　　　　《针灸大成》

《针灸资生经》　　　　　《针灸聚英》

《针经摘英集》

（8）骨伤科

《永类钤方》　　　　　　《世医得效方》

《仙授理伤续断秘方》　　《伤科汇纂》

《正体类要》　　　　　　《厘正按摩要术》

⑤　养生类著作

《寿亲养老新书》　　　　《老老恒言》

《遵生八笺》

⑥　方药类著作

《太平惠民和剂局方》　　《得配本草》

《医方考》　　　　　　　《成方切用》

《本草原始》　　　　　　《时方妙用》

《医方集解》　　　　　　《验方新编》

《本草备要》

人民卫生出版社

2023 年 2 月

序　一

党的二十大报告提出,把马克思主义与中华优秀传统文化相结合。中医药学是中国古代科学的瑰宝,也是打开中华文明宝库的钥匙。当前,中医药发展迎来了天时、地利、人和的大好时机。特别是近十年来,党中央、国务院密集出台了一系列方针政策,大力推动中医药传承创新发展,其重视程度之高、涉及领域之广、支持力度之大,都是前所未有的。"识势者智,驭势者赢",中医药人要乘势而为,紧紧把握住历史的机遇,承担起时代的责任,增强文化自信,勇攀医学高峰,推动中医药传承创新发展。而其中人才培养是当务之急,不可等闲视之。

作为中医药人才成长的必要路径,中医经典著作的重要性毋庸置疑。历代名医先贤,无不熟谙经典,并通过临床实践续先贤之学,创立弘扬新说;发皇古义,融会新知,提高临床诊治水平,推动中医药学术学科进步,造福于黎庶。孙思邈指出:"凡欲为大医,必须谙《素问》《甲乙》《黄帝针经》……"李东垣发《黄帝内经》胃气学说之端绪,提出"内伤脾胃,百病由生"的观点，一部《脾胃论》成为内外伤病证辨证之圭臬。经典者，路志正国医大师认为：原为"举一纲而万目张，解一卷而众篇明"之作，经典之所以奉为经典，一是经过长时间的临床实践检验，具有明确的临床指导作用和理论价值；二是后代医家在学术流变中，不断诠释、完善并丰富了其内涵与外延，使其与时俱进，丰富和发展了理论。

如何研习经典，南宋大儒朱熹有经验可以借鉴：为学之道，莫先于穷理；穷理之要，必在于读书；读书之法，莫贵于循序而致精；而致精之本，则又在于居敬而持志。读朱子治学之典，他的《观书有感》诗歌可为证："半亩方塘一鉴开，天光云影共徘徊。问渠那得清如许？为有源头活水来。"可诠释读书三态：一是研读经典关键是要穷究其理，理在书中，文字易懂但究理需结合临床实践去理解、去觉悟；更要在实践中去应用，逐步达到融汇贯通，圆机活法，亦源头活水之谓也。二是研读经典当持之以恒，循序渐进，读到豁然以明的时候，才能体会到脑洞明澄，如清澈见底的一塘活水，辨病识证，仿佛天光云影，尽映眼前的境界。三是研读经典者还需有扶疾治病、济世救人之大医精诚的精神；更重要的是，读经典还需怀着敬畏之心去研读赏析，信之用之日久方可发扬之；有糟粕可弃用,但须慎之。

在这次新型冠状病毒感染疫情的防治中,疫病相关的中医经典发挥了重要作用,2020年疫情初期我们通过流调和分析,明确了新型冠状病毒感染是以湿毒内蕴为核心病机、兼夹发病为临床特点的认识,有力指导了对疫情的防治。中医药早期介入,全程参与,有效控制转重率,对重症患者采取中西医结合救治,降低了病死率,提高了治愈率。所筛选出的"三药三方"也是出自古代经典。在中医药整建制接管的江夏方舱医院中,更是交出了564名患者零转重、零复阳,医护零感染的出色答卷。中西医结合、中西药并用成为中国抗疫方案的亮点,是中医药守正创新的一次生动实践,也为世界抗疫贡献了东方智慧,受到世界卫生组织(WHO)专家组的高度评价。

经典中蕴藏着丰富的原创思路,给人以启迪。青蒿素的发明即是深入研习古典医籍受到启迪并取得成果的例证。进入新时代,国家药品监督管理部门所制定的按古代经典名方目录管理的中药复方制剂,基于人用经验的中药复方制剂新药研发等相关政策和指导原则,也助推许多中医药科研人员开始从古典医籍中寻找灵感与思路,研发新方新药。不仅如此,还有学者从古籍中梳理中医流派的传承与教育脉络,以传统的人才培养方法与模式为现代中医药教育提供新的借鉴……可见中医药古籍中的内容对当代中医药科研、临床与教育均具有指导作用，应该受到重视与研习。

我们欣慰地看到，人民卫生出版社在20世纪50年代便开始了中医古籍整理出版工作，先后经过了影印、白文版、古籍校点等阶段，经过近70年的积淀，为中医药教材、专著建设做了大量基础性工作；并通过古籍整理，培养了一大批中医古籍整理名家和专业人才，形成了"品牌权威、名家云集""版本精良、校勘精准""读者认可、历久弥新"等鲜明特点，赢得了广大读者和行业内人士的普遍认可和高度评价。2005年，为落实国家中医药管理局设立的培育名医的研修项目，精选了105种中医经典古籍分为三批刊行，出版以来，重印近千万册，广受读者欢迎和喜爱。"读经典、做临床、育悟性、成明医"在中医药行业内蔚然成风，可以说这套丛书为中医临床人才培养发挥了重要作用。此次人民卫生出版社在《中医临床必读丛书》的基础上进行重刊，是践行中共中央办公厅、国务院办公厅《关于推进新时代古籍工作的意见》和全国中医药人才工作会议精神，以实际行动加强中医古籍出版工作，注重古籍资源转化利用，促进中医药传承创新发展的重要举措。

经典之书，常读常新，以文载道，以文化人。中医经典与中华文化血脉相通，是中医的根基和灵魂。"欲穷千里目，更上一层楼"，经典就是学术进步的阶梯。希望广大中医药工作者乃至青年学生，都要增强文化自觉和文化自信，传承经典，用好经典，发扬经典。

有感于斯，是为序。

中国工程院院士　国医大师

天津中医药大学　名誉校长　　张伯礼

中国中医科学院　名誉院长

2023 年 3 月于天津静海团泊湖畔

序 二

中医药典籍浩如烟海,自先秦两汉以来的四大经典《黄帝内经》《难经》《神农本草经》《伤寒杂病论》,到隋唐时期的著名医著《诸病源候论》《备急千金要方》,宋代的《经史证类备急本草》《圣济总录》,金元时期四大医家刘完素、张从正、李东垣和朱丹溪的著作《素问玄机原病式》《儒门事亲》《脾胃论》《丹溪心法》等,到明清之际的《本草纲目》《医门法律》等,中医古籍是我国中医药知识赖以保存、记录、交流和传播的根基和载体,是中华民族认识疾病、诊疗疾病的经验总结,是中医药宝库的精华。

中华人民共和国成立以来,在中医药、中西医结合临床和理论研究中所取得的成果,与中医古籍研究有着密不可分的关系。例如中西医结合治疗急腹症,是从《金匮要略》大黄牡丹汤治疗肠痈等文献中得到启示;小夹板固定治疗骨折的思路,也是根据《仙授理伤续断秘方》等医籍治疗骨折强调动静结合的论述所取得的;活血化瘀方药治疗冠心病、脑血管意外和闭塞性脉管炎等疾病的疗效,是借鉴《医林改错》等古代有关文献而加以提高的；尤其是举世瞩目的抗疟新药青蒿素，是基于《肘后备急方》治疟单方研制而成的。

党的二十大报告提出，深入实施科教兴国战略、人才强国战略。人才是全面建设社会主义现代化国家的重要支撑。培养人才，教育要先行，具体到中医药人才的培养方面，在院校教育和师承教育取得成就的基础上，我还提出了书院教育的模式，得到了国家中医药管理局和各界学者的高度认可。王琦书院拥有 115 位两院院士、国医大师的强大师资阵容，学员有岐黄学者、全国名中医和来自海外的中医药优秀人才代表。希望能够在中医药人才培养模式和路径方面进行探索、创新。

那么，对于个人来讲，我们怎样才能利用好这些古籍，来提升自己的临床水平？我以为应始于约，近于博，博而通，归于约。中医古籍博大精深，绝非只学个别经典即能窥其门径，须长期钻研体悟和实践，精于勤思明辨、临床辨证，善于总结经验教训，才能求得食而化，博而通，通则返约，始能提高疗效。今由人民卫生出版社对《中医临床必读丛书》(105 种)进行重刊，我认为是件非常有意义的事，《重刊》校勘严谨，每本书都配有导读要览，同时均为名家整理，堪称精品,是在继承的基础上进行的创新,这无疑对提高临床疗效、推动中医药事业的继承与发展具有积极的促进作用,因此,我们也会将《重刊》列为书院教学尤其是临床型专家成长的必读书目。

韶光易逝,岁月如流,但是中医人探索求知的欲望是亘古不变的。我相信,《重刊》必将对新时代中医药人才培养和中医学术发展起到很好的推动作用。为此欣慰之至,乐为之序。

中国工程院院士　国医大师　王琦

2023 年 3 月于北京

原　序

中医药学是具有中国特色的生命科学,是科学与人文融合得比较好的学科,在人才培养方面,只要遵循中医药学自身发展的规律,把中医理论知识的深厚积淀与临床经验的活用有机地结合起来,就能培养出优秀的中医临床人才。

百余年西学东渐,再加上当今市场经济价值取向的影响,使得一些中医师诊治疾病常以西药打头阵,中药作陪衬,不论病情是否需要,一概是中药加西药。更有甚者不切脉、不辨证,凡遇炎症均以解毒消炎处理,如此失去了中医理论对诊疗实践的指导,则不可能培养出合格的中医临床人才。对此,中医学界许多有识之士颇感忧虑而痛心疾首。中医中药人才的培养,从国家社会的需求出发,应该在多种模式、多个层面展开。当务之急是创造良好的育人环境。要倡导求真求异、学术民主的学风。国家中医药管理局设立了培育名医的研修项目,第一是参师襄诊,拜名师并制订好读书计划,因人因材施教,务求实效。论其共性,则需重视"悟性"的提高,医理与易理相通,重视易经相关理论的学习；还有文献学、逻辑学、生命科学原理与生物信息学等知识的学习运用。"悟性"主要体现在联系临床，提高思辨能力，破解疑难病例，获取疗效。再者是熟读一本临证案头书，研修项目精选的书目可以任选，作为读经典医籍研修晋级保底的基本功。第二是诊疗环境，我建议城市与乡村、医院与诊所、病房与门诊可以兼顾，总以多临证、多研讨为主。若参师三五位以上，年诊千例以上，必有上乘学问。第三是求真务实，"读经典做临床"关键在"做"字上苦下功夫，敢于置疑而后验证、诠释，进而创新，诠证创新自然寓于继承之中。

中医治学当溯本求源，古为今用，继承是基础，创新是归宿，认真继承中医经典理论与临床诊疗经验，做到中医不能丢，进而才是中医现代化的实施。厚积薄发、厚今薄古为治学常理。所谓勤求古训、融会新知，即是运用科学的临床思维方法，将理论与实践紧密联系，以显著的疗效，诠释、求证前贤的理论，于继承之中求创新发展，从理论层面阐发古人前贤之未备，以推进中医学科的进步。

综观古往今来贤哲名医，均是熟谙经典、勤于临证、发皇古义、创立新说者。通常所言的"学术思想"应是高层次的成就，是锲而不舍长期坚持"读经典做临床"，并且，在取得若干鲜活的诊疗经验基础上，应是学术闪光点凝聚提炼出的精华。笔者以弘扬中医学学科的学术思想为己任，绝不敢言自己有什么学术思想，因为学术思想一定要具备创新思维与创新成果，当然是在以继承为基础上的创新；学术思想必有理论内涵指导临床实践，能提高防治水平；再者，学术思想不应是一病一证一法一方的诊治经验与心得体会。如金元大家刘完素著有《素问病机气宜保命集》，自述"法之与术，悉出《内经》之玄机"，于刻苦钻研运气学说之后，倡"六气皆从火化"，阐发火热症证脉治，创立脏腑六气病机、玄府气液理论。其学术思想至今仍能指导温热、瘟疫的防治。严重急性呼吸综合征(SARS)流行时，运用玄府气液理论分析证候病机，确立治则治法，遣药组方获取疗效，应对突发公共卫生事件，造福群众。毋庸置疑，刘完素是"读经典做临床"的楷模，而学习历史，凡成中医大家名师者基本如此，即使当今名医具有卓越学术思想者，亦无例外。因为经典医籍所提供的科学原理至今仍是维护健康、防治疾病的准则，至今仍葆其青春，因此"读经典做临床"具有重要的现实意义。

值得指出，培养临床中坚骨干人才，造就学科领军人物是当务之急。在需要强化"读经典做临床"的同时,以唯物主义史观学习易理易道易图,与文、史、哲、逻辑学交叉渗透融合,提高"悟性",指导诊疗工作。面对新世纪,东学西渐是另一股潮流,国外学者研究老聃、孔丘、朱熹、沈括之学,以应对技术高速发展与理论相对滞后的矛盾日趋突出的现状。譬如老聃是中国宇宙论的开拓者,惠施则注重宇宙中一般事物的观察。他解释宇宙为总包一切之"大一"与极微无内之"小一"构成,大而无外小而无内,大一寓有小一,小一中又涵有大一,两者相兼容而为用。如此见解不仅对中医学术研究具有指导作用,对宏观生物学与分子生物学的连接,纳入到系统复杂科学的领域至关重要。近日有学者撰文讨论自我感受的主观症状对医学的贡献和医师参照的意义;有学者从分子水平寻求直接调节整体功能的物质,而突破靶细胞的发病机制;有医生运用助阳化气、通利小便的方药同时改善胃肠症状,治疗幽门螺杆菌引起的胃炎;还有医生使用中成药治疗老年良性前列腺增生,运用非线性方法,优化观察指标,不把增生前列腺的直径作为唯一的"金"指标,用综合量表评价疗效而获得认许,这就是中医的思维,要坚定地走中国人自己的路。

　　人民卫生出版社为了落实国家中医药管理局设立的培育名医的研修项目,先从研修项目中精选20

种古典医籍予以出版，余下 50 余种陆续刊行，为我们学习提供了便利条件，只要我们"博学之，审问之，慎思之，明辨之，笃行之"，就会学有所得、学有所长、学有所进、学有所成。治经典之学要落脚临床，实实在在去"做"，切忌坐而论道，应端正学风，尊重参师，教学相长，使自己成为中医界骨干人才。名医不是自封的，需要同行认可，而社会认可更为重要。让我们互相勉励，为中国中医名医战略实施取得实效多做有益的工作。

王永炎

2005 年 7 月 5 日

导　读

　　《中藏经》虽不过两万余字，却对中医学理论形成的哲学基础、脏腑及阴阳虚实寒热辨证、色脉声形辨证、病因治则预后等都有独到精辟的论述，是一部足可羽翼《黄帝内经》(简称《内经》)《难经》，补充仲景之学的经典，有很高的理论和临床价值。

一、《中藏经》与作者

　　《中藏经》著作者是谁，历来争论不休。原书署名三国华佗著，但由于此书始见于宋，又邓处中序文述其因梦得此书而颇显神秘，加之书中有些名物出于晋乃至宋以后，据此有学者怀疑此书原是六朝人托华佗之名的伪作。

　　《中藏经》有后人学术掺杂不可否认，但仅凭上述证据定其为伪作似乎过于轻率，一个简单的事实是许多晋唐医书如《脉经》《诸病源候论》《备急千金要方》等都曾引用过华佗佚文，部分佚文也见于本书，故可以肯定《中藏经》的祖本应该是华佗遗书。

但是华佗遗书是否就是华佗本人的著述？对这个问题历史上似乎鲜少考虑，提出这样的问题并非意在贬低华佗，而是基于以下几个疑问：

第一，传统观点认为《中藏经》是华佗根据《内经》《难经》等整理而成。据此则《中藏经》在核心理论上应与《内经》《难经》完全一致，但事实并非如此。如《中藏经》言"肺者，魄之舍，生气之源，号为上将军"就明显与《内经》《难经》之说相悖，这提示《中藏经》理论渊源于《内经》《难经》的说法缺乏足够说服力。

第二，《中藏经》多处提及古医学典籍名及黄帝扁鹊之语，但并未有一处提及《内经》《难经》及其异称，且所引用的典籍内容在《内经》《难经》中都未出现过，如《中藏经》引《金匮要略》"秋首养阳，春首养阴。阳勿外闭，阴勿外侵"等，书名及内容皆不见于《内经》《难经》。这也提示《中藏经》理论传承可能不是《内经》《难经》。

第三，华佗一生内、外、妇、儿全精，但最具特色的成就是其"断肠湔洗，缝腹膏摩"的外科手术学。而先秦以降国人一直深受儒家"身体发肤，受之父母，不敢毁伤"的礼仪道德观念影响，对于外科手术学讳莫如深，正因为如此，《内经》《难经》《伤寒论》等都丝毫未及外科手术学的理论技术。显然华佗的外科手术学不可能传承于《内经》《难经》。

第四,邓处中序文中明确指出《中藏经》并不是华佗的著述,在华佗之前本书已经存在,由于此前一直秘藏在远离尘嚣的奇人隐士手中,故未能广泛流传,后华佗在一次访造"名山幽洞"途中偶然得此书于"二老人"。

据此得出以下观点:第一,《中藏经》在华佗之前就已经成书;第二,《中藏经》并非在《内经》《难经》等基础上成书;第三,华佗对《中藏经》做过一些补充修改是完全可能的;第四,《中藏经》毁佚的部分大概包括外科、儿科、妇科等临床应用学科,而残卷一直流传在道家方士手中(因为现存方药部分明显存有道家方术思想),这可能是本书直到两宋才广泛出现于民间的原因;第五,《中藏经》残卷被后世多次增删修改。

二、主要学术特点及对临床的指导意义

《中藏经》短短两万余字浓缩了中医学理论形成的哲学基础、脏腑辨证、阴阳寒热虚实辨证、疑难杂病论治、理法方药宜忌、生死逆顺预后等几乎所有从理

论到临床的内容,在源远流长的中医学史上能达到如此执简驭繁水平的医籍实属罕见。

1. 天人感应的哲学思辨观

中国古典哲学认为,包括人类在内的所有自然界生命物质都是"天旋地转"过程中"天阳之气"与"地阴之气"相感相化的产物,所以在中国古代,天人感应观是指导包括中医学理论在内的一切自然科学的思想灵魂。《中藏经》作为这一古典哲学观的理论产物,在指导思想上自然也不例外,故《中藏经》开篇即明确了"阴阳者,天地之枢机;五行者,阴阳之终始"及"天者阳之宗,地者阴之属;阳者生之本,阴者死之基"的万物五行阴阳观。自然界万物都是五行阴阳之气相互制化的产物,人作为自然界万物之一,当然也是五行阴阳之气制化的产物。所以《中藏经》在哲学指导思想上秉持"人者,上禀天,下委地,阳以辅之,阴以佐之"的阴阳根本观,在生命演化上遵循"人者,成于天地,败于阴阳也,由五行逆从而生"的五行生成观,在医理逻辑上坚持"天地阴阳五行之道,中舍于人"的天人一体观。

2. 开创八纲辨证的先河

八纲辨证虽然在《内经》《难经》及仲景书中皆

有论及,但都未独立成章。《中藏经》虽然对表里辨证的论述不多,但是对其他六纲都有专门的章节予以阐述,而且其论要言不烦,论证泾渭分明,至今具有临床指导意义。如在论及阳厥候时说:"暴壅塞,忽喘促,四肢不收,二腑不利,耳聋目盲,咽干口焦,舌生疮,鼻流清涕,颊赤心烦,头昏脑重,双睛似火,一身如烧……",而论及阴厥候时说:"暴哑卒寒,一身拘急,四肢拳挛,唇青面黑,目直口噤,心腹满痛,头颔摇鼓,腰脚沉重,语言謇涩,上吐下泻,左右不仁,大小便活,吞吐酸渌……",阴厥阳厥两相比较,证候对比十分明显,具有很高的临床指导价值。

3. 确立脏腑系统辨证论治体系

《内经》《难经》及仲景书虽然都对脏腑辨证论治理论有广泛论述,但都零散而不系统,唯《中藏经》对脏腑理论及其辨证论治体系进行了全面系统的阐述。以肝脏为例,书中首先提出肝脏理论形成的实践思维逻辑基础是"王于春,春乃万物之始生,其气嫩而软"。接着讨论了肝脏脉候的辨证提纲:"虚而弦,是谓太过,病在外。太过则令人善忘,忽忽眩冒。实而微,是谓不及,病在内。不及则令人胸痛,引两胁胀满。"行文简洁明了,论理一目了然。对肝脏病症的辨证更是提纲挈领:"肝中寒,则两臂痛不能举,舌本燥,多太息,胸中痛,不能转侧,其脉左关上迟而涩者是也。肝中热,则喘满而多怒,目疼,腹胀满,不嗜食,所作不定,睡中惊悸,眼赤视不明,其脉左关阴实者是也。肝虚冷,则胁下坚痛,目盲,臂痛,发寒热如疟状,不欲食,妇人则月水不来而气急,其脉左关上沉而弱者是也。"对于肝脏疾病的时象特点及预后,《中藏经》也有系统的总结:"肝之病,旦喜,晚甚,夜静。肝病则头痛,胁痛,目眩,肢满,囊缩,小便不通,十日死。又,身热恶寒,四肢不举,其脉当弦长而急,反短而涩,乃金克木也,十死不治。"短短五百余字对肝脏的生理病理机制、临床常见证候的辨证原则,以及时象预后做了准确全面的阐述。

4. 总结临床常见的治法宜忌

《中藏经》系统总结了诸如下、吐、汗、灸等前人常用的 18 种治疗原则和方法,并对其宜忌机制及损益好坏做了深刻阐释。以灸法为例,《中藏经》指出灸法的治疗作用在于"起阴通阳"。对于灸法宜忌适应证,则提出"阴气不盛,阳气不衰,勿灸"的基本原则。而论及使用灸法临床损益好坏时,提出"当灸而不灸",会使人"冷气重凝,阴毒内聚,厥气上冲,分逐不散,以致消减","不当灸而灸,则使人重伤经络,内蓄炎毒,反害中和,至于不可救"。

5. 对许多疑难杂病提出独到见解

《中藏经》提出的针对许多疑难杂症的辨证论治之法至今仍然有重要的临床应用价值。如对痹证，《中藏经》明确指出痹证的病因是"风寒暑湿之气中于人脏腑之为也"，提出"入腑则病浅易治，入脏则病深难治"的预后观点。同时《中藏经》还根据病因及临床证候特点对痹证进行了非常有临床应用价值的分类。而对各型痹证的病因病机、临床特点、治则预后等，《中藏经》也有精辟阐述。如论肉痹的病因病机是"饮食不节，膏粱肥美之所为也。脾者，肉之本，脾气已失则肉不荣，肉不荣则肌肤不滑泽，肌肤不滑泽则腠理疏，则风寒暑湿之邪易为入"。肉痹的症状是"其先能食而不能充悦，四肢缓而不收持者是也。其右关脉举按皆无力而往来涩者是也"。肉痹的调治原则是"节饮食以调其脏，常起居以安其脾，然后依经补泻"。

三、如何学习应用《中藏经》

《中藏经》行文言简意赅，要言不繁，这就要求我们在学习本书时需特别注意以下几个方面：

1. 博览群书是学好《中藏经》的基础

中医学有着一套系统独特的思想理论体系，这些理论体系是以古代宇宙论、哲学、天文学、历法学、地理学等为基础的。所以要真正领悟《中藏经》的理论实践精华,除精研原文、参酌《内经》《难经》《伤寒论》等医籍经典外,还要广泛涉猎其他两汉先秦诸子百家学说,只有深刻认识其产生的社会文化背景,才能真正领会中医学的理论精髓所在,从而透彻理解《中藏经》等医学经典所秉持的天人感应观、阴阳五行观、脏腑经络观等诸多医理思想。

2. 揣摩辨证之法,领悟辨证要领

辨证论治思想贯穿《中藏经》一书的始终,《中藏经》的辨证论治通过以下三个方面的相互补充融合而得以完善:一是以阴阳、虚实、寒热为纲目的全身性系统辨证论治;二是以五脏六腑为纲目的脏腑系统辨证论治;三是以杂病为纲目的具体临床疾病辨证论治。这种整体与局部、系统与个别相互参酌交和的多角度辨证原则是《中藏经》最为独到之处,所以领会《中藏经》辨证论治的精妙,关键在于对八纲(《中藏经》主要论述了六纲)辨证、脏腑辨证、疾病辨证等的融会贯通。

3. 详知治法宜忌,提高临床疗效

《中藏经》论治疾病非常重视不同治疗方法的宜忌,强调"夫病者,有宜汤者,有宜圆者,有宜散者,有宜下者,有宜吐者,有宜汗者,有宜灸者,有宜针者,有宜补者,有宜按摩者,有宜导引者,有宜蒸熨者,有宜澡洗者,有宜悦愉者,有宜和缓者,有宜水者,有宜火者"的治法宜忌思想。提出若"庸下识浅,乱投汤圆,下、汗、补、吐,动使交错,轻者令重,重者令死"的临床警言。仔细研究领会《中藏经》对治法宜忌的阐述发微,对提高临证水平大有裨益。

4. 不厚不薄,批判继承

日人三宅玄甫说,《中藏经》"宜与《难经》并行也,实《内经》之羽翼,《本草》之舟楫也,司命之家,其可一日缺乎?"确实,《中藏经》是一部足可羽翼《内经》《难经》,补充仲景之学的经典。但是《中藏经》问世两千余年来历经多次佚失焚坏,又经道家方术及其他传承者的增删撺修,特别是方书部分,其失真之处可能比较多。另外,还有部分条文文义不通,这些都是需要在学习时注意辨析去取的。因此,学习《中藏经》应秉持不厚古也不薄古的客观审慎态度。

谭春雨

2007 年 3 月

整理说明

一、《中藏经》又名《华氏中藏经》,首见于郑樵《通志·艺文略》。原本一卷,后世对其多次刊刻,今通行本有三卷本和八卷本两种。三卷本始见于南宋,现传世者为元赵孟頫手抄本,清孙星衍据此本重刊,收入《平津馆丛书》,此后又有多种此书的复刻重印本。八卷本始见于明代,有吴勉学校刻的《古今医统正脉全书》本、明五车楼刻本等,清代又有多种刻本。三卷本和八卷本医论部分基本相同,但医方部分互有增删,三卷本有方60余首,八卷本则有130余首。本次整理以清嘉庆十三年戊辰阳湖孙星衍《平津馆丛书》本为底本,以清光绪十七年辛卯池阳周学海《周氏医学丛书》本(简称《周本》)为主校本,以明万历二十九年辛丑吴勉学校刻《古今医统正脉全书》本(简称《吴本》)、顾从德辑《医学六经》本(简称《顾本》)为参校本。为方便学习和研究,又依据《古今医统正脉全书》本将八卷本多出三卷本的方剂附录于后。

二、本次整理凡属校本增加的文字,一律不予增入。底本正确或意义可通者,校本文字虽异,不改不注。底本有明显文义不通而校本通者,则从校本改。

三、本书采用横排、简体,现代标点。容易产生歧义的简体字,仍使用原繁体字。

四、该书药物有不规范之名,为方便读者阅读,今径改作通用名(括号中为校改后的正名)。如黄耆(黄芪)、黄檗(黄柏)、琥魄(琥珀)、川练子(川楝子)、仙灵毗叶(仙灵脾叶)等。

五、凡底本中的异体字、俗写字,或笔画差错残缺,或明显笔误,均改作正体字,一般不出注。

六、该书偶见避名讳之处,如"丘"原作"邱",是避孔子名讳,今改用本字。

七、将卷下六十八道药方补进目录。

八、书后新增方剂索引,以便读者查阅。

重校华氏中藏经序

《华氏中藏经》见郑樵《通志·艺文略》,为一卷,陈振孙《书录解题》同,云汉谯郡华佗元化撰。《宋史·艺文志》"华氏"作"黄氏",盖误。今世传本有八卷,吴勉学刊在《古今医统》中。

余以乾隆丁未年入翰林,在都见赵文敏手写本。卷上自第十篇"性急则脉急"已下起,至第二十九篇为一卷;卷下自万应圆药方至末为一卷;失其中卷。审是真迹。后归张太史锦芳,其弟录稿赠余。又以嘉庆戊辰年乞假南归,在吴门见周氏所藏元人写本,亦称赵书,具有上、中、下三卷,而缺《论诊杂病必死候第四十八》及《察声色形证决死法第四十九》两篇。合前后二本,校勘明本,每篇脱落舛误凡有数百字,其方药名件、次序、分量,俱经后人改易,或有删去其方者。今以赵写两本为定。

此书文义古奥,似是六朝人所撰,非后世所能假托。考《隋书·经籍志》有"华佗观形察色并三部脉经一卷",疑即是中卷《论诊杂病必死候》已下二篇,故不在赵写本中,未敢定之。邓处中之名不见书传,陈振孙亦云：自言为华佗外孙，称此书因梦得于石函，莫可考也。序末称"甲寅秋九月序"，古人亦无以干支纪岁不著"岁"字者，疑其序伪作。至一卷、三卷、八卷分合之异，则后人所改。赵写本旁注有高宗、孝宗庙讳，又称有库本、陆本异同，是依宋本手录。元代不避宋讳，而不更其字，可见古人审慎阙疑之意。

　　此书四库书既未录存，又两见赵写善本，急宜刊刻，以公同好。卷下万应圆等，皆以丸、散治疾而无汤药。古人配合药物分量，按五脏五味，配以五行生成之数。今俗医任意增减，不识君、臣、佐、使，是以古人有"不服药为中医"之叹。要知外科丸、散，率用古方分量，故其效过于内科，此即古方不可增减之明证。余所得宋本医学书甚多，皆足证明人乱改古书之谬，惜无深通医理者与共证之。

　　　　嘉庆十三年太岁戊辰十月四日孙星衍
　　　　　　撰序于安德使署之平津馆

华氏中藏经序

应灵洞主探微真人少室山邓处中撰

华先生讳佗，字元化，性好恬淡，喜味方书。多游名山幽洞，往往有所遇。一日，因酒息于公宜山古洞前，忽闻人论疗病之法，先生讶其异，潜逼洞窃听。须臾，有人云：华生在迩，术可付焉。复有一人曰：道生性贫，不悯生灵，安得付也？先生不觉愈骇，跃入洞，见二老人，衣木皮，顶草冠。先生躬趋左右而拜曰：适闻贤者论方术，遂乃忘归。况济人之道，素所好为，所恨者，未遇一法可以施验，徒自不足耳。愿贤者少察愚诚，乞与开悟，终身不负恩。首坐先生云：术亦不惜，恐异日与子为累。若无高下，无贫富，无贵贱，不务财贿，不惮劳苦，矜老恤幼为急，然后可脱子祸。先生再拜谢曰：贤圣之语，一一不敢忘，俱能从之。二老笑指东洞云：石床上有一书函，子自取之，速出吾居，勿示俗流，宜秘密之。先生时得书，回首已不见老人。先生慑怯离洞。忽然见云奔雨泻，石洞摧塌。既览其方，论多奇怪。从兹施试，效无不存神。先生未六旬,果为魏所戮,老人之言,预有斯验。余乃先生外孙也,因吊先生寝室,梦先生引余坐,语:《中藏经》真活人法也,子可取之,勿传非人。余觉,惊怖不定,遂讨先生旧物,获石函一具。开之,得书一帙,乃《中藏经》也。予性拙于用,复授次子思,因以志其实。

甲寅秋九月序

此序赵写本所无,似是后人伪作,姑附存之。

目录

华氏中藏经卷中 ·················· 33

华氏中藏经卷上

人法于天地论第一

人者,上禀天,下委地,阳以辅之,阴以佐之。天地顺则人气泰,天地逆则人气否。

是以天地有四时五行,寒暄动静。其变也,喜为雨,怒为风,结为霜,张为虹,此天地之常也。人有四肢五脏,呼吸寤寐。精气流散,行为荣,张为气,发为声,此人之常也。

阳施于形,阴慎于精,天地之同也。失其守则蒸而热发,否而寒生,结作瘿瘤,陷作痈疽,盛而为喘,减而为枯,彰于面部,见于形体。天地通塞,一如此矣。

故五纬盈亏,星辰差忒,日月交蚀,彗孛飞走,乃天地之灾怪也;寒暄不时,则天地之蒸否也;土起石立,则天地之痈疽也;暴风疾雨,则天地之喘乏也;江河竭耗,则天地之枯焦也。鉴者决之以药,济之以针,化之以道,佐之以事。故形体有可救之病,天地有可去之灾。

人之危厄死生,禀于天地。阴之病也,来亦缓而去亦缓;阳之病也,来亦速而去亦速。阳生于热,热而舒缓;阴生于寒,寒则拳急。寒邪中于下,热邪中于上,饮食之邪中于中。

人之动止,本乎天地,知人者有验于天,知天者必有验于人。天合于人,人法于天。见天地逆从,则知人衰盛。人有百病,病有百候,候有百变,皆天地阴阳逆从而生。苟能穷究乎此,如其神耳!

阴阳大要调神论第二

天者阳之宗,地者阴之属;阳者生之本,阴者死之基。天地之间,阴阳辅佐者人也。得其阳者生,得其阴者死。阳中之阳为高真,阴中之阴为幽鬼。故钟于阳者长,钟于阴者短。

多热者阳之主,多寒者阴之根。阳务其上,阴务其下;阳行也速,阴行也缓;阳之体轻,阴之体重,阴阳平,则天地和而人气宁;阴阳逆,则天地否而人气厥。故天地得其阳则炎炽,得其阴则寒凛。

阳始于子前,末于午后;阴始于午后,末于子前。阴阳盛衰,各在其时,更始更末,无有休息。人能从之亦智也。《金匮》曰:秋首养阳,春首养阴。阳勿外闭,阴勿外侵。火出于木,水生于金,水火通济,上下相寻。人能循此,永不湮沉,此之谓也。

呜呼!凡愚岂知是理?举止失宜,自致其瘤。外以风寒暑湿，内以饥饱劳役为败。欺残正体，消亡正神；缚绊其身，死生告陈。

殊不知脉有五死，气有五生。阴家脉重，阳家脉轻。阳病阴脉则不永，阴病阳脉则不成。阳候多语，阴症无声。多语者易济，无声者难荣。阳病则旦静，阴病则夜宁。阴阳运动，得时而行。阳虚则暮乱，阴虚则朝争。朝暮交错，其气厥横。死生致理，阴阳中明。

阴气下而不上曰断络，阳气上而不下曰绝经。阴中之邪曰浊，阳中之邪曰清。火来坎户，水到离扃。阴阳相应，方乃和平。

阴不足则济之以水母，阳不足则助之以火精。阴阳济等，各有攀陵。上通三寸，曰阳之神路；下通三寸，曰阴之鬼程，阴常宜损，阳常宜盈。居之中者，阴阳匀停。

是以阳中之阳，天仙赐号；阴中之阴，下鬼持名。顺阴者多消灭，顺阳者多长生。逢斯妙趣，无所不灵。

生 成 论 第 三

阴阳者，天地之枢机；五行者，阴阳之终始。非阴阳则不能为天地，非五行则不能为阴阳。故人者，成于天地，败于阴阳也，由五行逆从而生焉。

天地有阴阳五行，人有血脉五脏。五行者，金、木、水、火、土也；五脏者，肺、肝、心、肾、脾也。金生水，水生木，木生火，火生土，土生金，则生成之道，循环无穷；肺生肾，肾生肝，肝生心，心生脾，脾生肺，上下荣养，无有休息。

故《金匮》《至真要论》云：心生血，血为肉之母；脾生肉，肉为血之舍；肺属气，气为骨之基；肾应骨，骨为筋之本；肝系筋，筋为血之源；五脏五行，相成相生，昼夜流转，无有始终。从之则吉，逆之则凶。

天地阴阳五行之道，中含于人。人得者可以出阴阳之数，夺天地之机，悦五行之要，无终无始，神仙不死矣。

阳厥论第四

骤风暴热，云物飞飏；晨晦暮晴，夜炎昼冷；应寒不寒，当雨不雨；水竭土坏，时岁大旱；草木枯悴，江河乏涸。此天地之阳厥也。

暴壅塞，忽喘促，四肢不收，二腑不利，耳聋目盲，咽干口焦，舌生疮，鼻流清涕，颊赤心烦，头昏脑重，双睛似火，一身如烧，素不能者乍能，素不欲者乍欲，登高歌笑,弃衣奔走,狂言妄语,不辨亲疏,发躁无度,饮水不休,胸膈膨胀,腹与胁满闷,背疽肉烂,烦溃消中,食不入胃,水不穿肠,骤肿暴满,叫呼昏冒,不省人事,疼痛不知去处。此人之阳厥也。

阳厥之脉,举按有力者生,绝者死。

阴厥论第五

飞霜走雹,朝昏暮霭;云雨飘飖,风露寒冷;当热不热,未寒而寒;时气霖霪,泉生田野;山摧地裂,土坏河溢,月晦日昏。此天地之阴厥也。

暴哑卒寒,一身拘急,四肢拳挛,唇青面黑,目直口噤,心腹满痛,头颔摇鼓,腰脚沉重,语言謇涩,上吐下泻,左右不仁,大小便活,吞吐酸渌,悲忧惨慽,喜怒无常者,此人之阴厥也。

阴厥之脉,举指弱,按指大者生,举按俱绝者死。一身悉冷,额汗自出者亦死。阴厥之病,过三日勿治。

阴阳否格论第六

阳气上而不下曰否,阴气下而不上亦曰否。阳气下而不上曰格,阴气上而不下亦曰格。否格者,谓阴阳不相从也。

阳奔于上则燔脾肺，生其疸也，其色黄赤，皆起于阳极也。阴走于下则冰肾肝，生其厥也，其色青黑，皆发于阴极也。疸为黄疸也，厥为寒厥也，由阴阳否格不通而生焉。阳燔则治以水，阴厥则助以火，乃阴阳相济之道耳。

寒热论第七

人之寒热往来者，其病何也？此乃阴阳相胜也。阳不足则先寒后热，阴不足则先热后寒。又上盛则发热，下盛则发寒。皮寒而燥者，阳不足；皮热而燥者，阴不足；皮寒而寒者，阴盛也；皮热而热者，阳盛也。

发热于下，则阴中之阳邪也；发热于上，则阳中之阳邪也。寒起于上，则阳中之阴邪也；寒起于下，则阴中之阴邪也。寒而颊赤多言者，阳中之阴邪也；热而面青多言者，阴中之阳邪也；寒而面青多言者，阴中之阴邪也。若不言者，不可治也。

阴中之阴中者，一生九死；阳中之阳中者，九生一死。阴病难治，阳病易医。诊其脉候，数在上，则阳中之阳也；数在下，则阴中之阳也。迟在上，则阳中之阴也；迟在下，则阴中之阴也。数在中，则中热；迟在中，则中寒。寒用热取，热以寒攻。逆顺之法，从乎天地，本乎阴阳也。

天地者，人之父母也；阴阳者，人之根本也。未有不从天地阴阳者也。从者生，逆者死。寒之又寒者死[①]，热之又热者生。《金匮大要论》云：夜发寒者从，夜发热者逆。昼发热者从，昼发寒者逆。从逆之兆，亦在乎审明。

虚实大要论第八

病有脏虚脏实，腑虚腑实，上虚上实，下虚下实，状各不同，宜深消息。

肠鸣气走，足冷手寒，食不入胃，吐逆无时，皮毛憔悴，肌肉皱皵，耳目昏塞，语声破散，行步喘促，精神不收。此五脏之虚也。诊其脉，举指而活，按之而微，看在何部，以断其脏也。又，按之沉、小、弱、微、短、涩、软、濡，俱为脏虚也。虚则补益，治之常情耳。

饮食过多，大小便难，胸膈满闷，肢节疼痛，身体沉重，头目昏眩，唇舌肿胀，咽喉闭塞，肠中气急，皮肉

---

① 寒之又寒者死："寒之又寒"下原脱"者死"二字，今据下"热之又热者生"文例补。

不仁,暴生喘乏,偶作寒热,疮疽并起,悲喜时来,或自痿弱,或自高强,气不舒畅,血不流通,此脏之实也。诊其脉,举按俱盛者,实也。又,长、浮、数、疾、洪、紧、弦、大,俱曰实也。看在何经,而断其脏也。

头疼目赤,皮热骨寒,手足舒缓,血气壅塞,丹瘤更生,咽喉肿痛,轻按之痛,重按之快,食饮如故,曰腑实也。诊其脉,浮而实大者是也。

皮肤瘙痒,肌肉䐃胀,食饮不化,大便滑而不止。诊其脉,轻手按之得滑,重手按之得平,此乃腑虚也。看在何经,而正其时也。

胸膈痞满,头目碎痛,食饮不下,脑项昏重,咽喉不利,涕唾稠粘。诊其脉,左右寸口沉结实大者,上实也。

颊赤心怔,举动颤栗,语声嘶嗄,唇焦口干,喘乏无力,面少颜色,颐颔肿满。诊其左右寸脉弱而微者,上虚也。

大小便难,饮食如故,腰脚沉重,脐腹疼痛,诊其左右手脉,尺中脉伏而涩者,下实也。

大小便难,饮食进退,腰脚沉重,如坐水中,行步艰难,气上奔冲,梦寐危险。诊其左右尺中脉滑而涩者,下虚也。病人脉微、涩、短、小,俱属下虚也。

上下不宁论第九

脾病者上下不宁,何谓也?脾上有心之母,下有肺之子。心者,血也,属阴;肺者,气也,属阳。脾病则上母不宁,母不宁则为阴不足也。阴不足则发热。

又,脾病则下子不宁,子不宁则为阳不足也。阳不足则发寒。脾病则血气俱不宁,血气不宁则寒热往来,无有休息,故脾如疟也。

谓脾者,土也;心者,火也;肺者,金也。火生土,土生金,故曰上有心母,下有肺子,脾居其中,病则如斯耳。他脏上下,皆法于此也。

脉要论第十

脉者,乃气血之先也。气血盛则脉盛,气血衰则脉衰;气血热则脉数,气血寒则脉迟;气血微则脉弱,气血平则脉缓。又长人脉长,短人脉短;性急则脉急,性缓则脉缓。反此者逆,顺此者从也。

又,诸数为热,诸迟为寒,诸紧为痛,诸浮为风,诸滑为虚,诸伏为聚,诸长为实,诸短为虚。又短、涩、沉、迟、伏皆属阴,数、滑、长、浮、紧皆属阳。阴得阴者从,阳得阳者顺,违之者逆。

阴阳消息,以经而处之。假令数在左寸,得之浮者,热入小肠;得之沉者,热入于心。余皆仿此。

五色一作绝脉论第十一

面青,无右关脉者,脾绝也;面赤,无右寸脉者,肺绝也;面白,无左关脉者,肝绝也;面黄,无左尺脉者,肾绝也;面黑,无左寸脉者,心绝也。五绝者死。

夫五绝当时即死,非其时则半岁死。然五色虽见,而五脉不见,即非病者矣。

脉病外内证决论第十二

病风人,脉紧、数、浮、沉,有汗出不止,呼吸有声者死;不然则生。

病气人,一身悉肿,四肢不收,喘无时,厥逆不温,脉候沉小者死;浮大者生。

病劳人,脱肛,骨肉相失,声散,呕血,阳事不禁,梦寐交侵。呼吸不相从,昼凉夜热者死;吐脓血者亦死;其脉不数,有根蒂者,及颊不赤者生。

病肠澼者,下脓血,病人脉急,皮热,食不入,腹胀目瞪者死；或一身厥冷，脉沉细而不生者亦死；食如故，脉沉浮有力而不绝者生。

病热人，四肢厥，脉弱，不欲见人，食不入，利下不止者死；食入，四肢温，脉大，语狂，无睡者生。

病寒人，狂言不寐，身冷，脉数，喘息目直者死；脉有力而不喘者生。

阳病人，此篇精神颠倒已上赵写本亦缺。精神颠倒，寐而不惺，言语失次，脉候沉浮有力者生；无力及食不入胃，下利不定者死。

久病人，脉大身瘦，食不充肠，言如不病，坐卧困顿者死；若饮食进退，脉小而有力，言语轻嘶，额无黑气，大便结涩者生。

大凡阳病阴证，阴病阳证，身瘦脉大，肥人脉衰，上下交变，阴阳颠倒，冷热相乘，皆属不吉。从者生，逆者死。治疗之法，宜深消息。

生死要论第十三

凡不病而五行绝者死，不病而性变者死，不病而暴语妄者死，不病而暴不语者死，不病而暴喘促者死，不病而暴强厥一作中者死，不病而暴目盲者死，不病而暴耳聋者死，不病而暴痿缓者死，不病而暴肿满者死，不病而暴大小便结者死，不病而暴无脉者死，不病而暴昏冒如醉者死。此皆内气先尽一作绝故也。逆者即死，顺者二年，无有生者也。

病有灾怪论第十四

病有灾怪，何谓也？病者应寒而反热，应热而反寒，应吐而不吐，应泻而不泻，应汗而不汗，应语而不语，应寐而不寐，应水而不水，皆属灾怪也。此乃五脏之气不相随从而致之矣。四逆者不治。四逆者，谓主客运气俱不得时也。

水法有六论第十五

病起于六腑者，阳之系也。阳之发也，或上或下，或内或外，或畜在中。行之极也，有能歌笑者，有能悲泣者；有能奔走者，有能呻吟者；有自委曲者，有自高贤者；有寤而不寐者，有寐而不寤者；有能食而不便利者，有不能食而便自利者；有能言而声清者，有不能言而声昧者。状各不同，皆生六腑也。

喜其通者，因以通之；喜其塞者，因此塞之；喜其水者，以水济之；喜其冰者，以冰助之。病者之乐，慎勿违背，亦不可强抑之也。如此从顺，则十生其十，百生其百，疾无不愈矣。

火法有五论第十六

病起于五脏者，皆阴之属也。其发也，或偏枯，或痿躄，或外寒而内热，或外热而内寒，或心腹膨胀，或手足拳挛，或口眼不正，或皮肤不仁，或行步艰难，或身体强硬，或吐泻不息，或疼痛不宁，或暴无语，或久无音，绵绵默默，状若死人。如斯之候，备出于阴。

阴之盛也，阳必不足；阳之盛也，阴必不盈。故前论云：阳不足则助之以火精，阴不足则济之以水母者是也。故喜其汗者汗之，喜其温者温之，喜其热者热之，喜其火者火之，喜其汤者汤之。温热汤火，亦在其宜，慎勿强之。如是则万全其万。

水火之法，真阴阳也。治救之道，当详明矣。

风中有五生死论第十七

风中有五者，谓肝、心、脾、肺、肾也。五脏之中，其言生死，状各不同。

心风之状一作候，汗自出而好偃，仰卧不可转侧，言语狂妄。若唇正赤者生，宜于心俞灸之；若唇面或青或黄，或白或黑，其色不定，眼睑动不休者，心绝也，不可救，过五六日即死矣。

肝风之状，青色围目连额上，但坐不得倨偻者可治；若喘而目直视，唇面俱青者死。肝风宜于肝俞灸之。

脾风之状，一身通黄，腹大而满，不嗜食，四肢不收持。若手足未青而面黄者可治，不然即死。脾风宜于脾俞灸之。

肾风之状，但踞坐，而腰脚重痛也。视其胁下，未生黄点者可治，不然即死矣。肾风宜灸肾俞穴也。

肺风之状，胸中气满，冒昧汗出，鼻不闻香臭，喘而不得卧者可治，若失血及妄语者不可治，七八日死。肺风宜于肺俞灸之。

凡诊其脉，滑而散者风也。缓而大，浮而紧一作虚，软而弱，皆属风也。

中风之病，鼻下赤黑相兼，吐沫而身直者，七日死也。

又，中风之病，口噤筋急，脉迟者生，脉急而数者死。

又，心脾俱中风，则舌强不能言也；肝肾俱中风，则手足不遂也。

风之厥,皆由于四时不从之气,故为病焉。有瘾疹者,有偏枯者,有失音者,有历节者,有癫厥者,有疼痛者,有聋瞽者,有疮癞者,有胀满者,有喘乏者,有赤白者,有青黑者,有瘙痒者,有狂妄者,皆起于风也。

其脉浮虚者,自虚而得之;实大者,自实而得之;弦紧者,汗出而得之;喘乏者,饮酒而得之;癫厥者,自劳而得之;手足不遂者,言语謇涩者,房中而得之;瘾疹者,自痹一作卑湿而得之;历节疼痛者,因醉犯房而得之;聋瞽疮癞者,自五味饮食冒犯禁忌而得之。千端万状,莫离于五脏六腑而生矣。所使之候,配以此耳。

积聚癥瘕杂虫论第十八

积聚癥瘕杂虫者,皆五脏六腑真气失而邪气并,遂乃生焉。久之不除也,或积或聚,或癥或瘕,或变为虫,其状各异。有能害人者,有不能害人者,有为病缓者,有为病速者,有疼者,有痒者,有生头足者,有如杯块者,势类不同。盖因内外相感,真邪相犯,气血熏抟,交合而成也。

积者系于脏也,聚者系于腑也,癥者系于气也,瘕者系于血也,虫者乃血气食物相感而化也。

故积有五,聚有六,癥有十二,瘕有八,虫有九,其名各不同也。积有心、肝、脾、肺、肾之五名也；聚有大肠、小肠、胆、胃、膀胱、三焦之六名也；癥有劳、气、冷、热、虚、实、风、湿、食、药、思、忧之十二名也；瘕有青、黄、燥、血、脂、狐、蛇、鳖之八名也；虫有伏、蛇、白、肉、肺、胃、赤、弱、蛲之九名也。

为病之说，出于诸论；治疗之法，皆具于后。

劳伤论第十九

劳者，劳于神气也；伤者，伤于形容也。饥饱无度则伤脾，思虑过度则伤心，色欲过度则伤肾，起居过常则伤肝，喜怒悲愁过度则伤肺。

又，风寒暑湿则伤于外，饥饱劳役则败于内。昼感之则病荣，夜感之则病卫。荣卫经行，内外交运，而各从其昼夜也。

劳于一，一起为二，二传于三，三通于四，四干于五，五复犯一。一至于五，邪乃深藏，真气自失，使人肌肉消，神气弱，饮食减，行步艰难。及其如此，虽司命亦不能生也。

故《调神气论》曰：调神气，慎酒色，节起居，省思虑，薄滋味者，长生之大端也。

诊其脉，甚数一作数甚，余下仿此、甚急、甚细、甚

弱、甚微、甚涩、甚滑、甚短、甚长、甚浮、甚沉、甚紧、甚
弦、甚洪、甚实,皆生于劳伤。

传尸论第二十

传尸者,非一门相染而成也。人之血气衰弱,脏
腑虚羸,中于鬼气,因感其邪,遂成其疾也。

其候:或咳嗽不已,或胸膈妨闷,或肢体疼痛,或
肌肤消瘦,或饮食不入,或吐利不定,或吐脓血,或嗜
水浆,或好歌咏,或爱悲愁,或癫风一作狂发歇,或便溺
艰难。

或因酒食而遇,或因风雨而来,或问病吊丧而得,
或朝走暮游而逢,或因气聚,或因血行,或露卧于田
野,或偶会于园林。钟此病死之气,染而为疾,故曰传
尸也。治疗之方,备于篇末。

论五脏六腑虚实寒热生死
逆顺之法第二十一

夫人有五脏六腑、虚实寒热、生死逆顺,皆见于形
证脉气。若非诊察,无由识也。

虚则补之,实则泻之,寒则温之,热则凉之,不虚

不实,以经调之,此乃良医之大法也。其于脉证,具如篇末。

论肝脏虚实寒热生死 逆顺脉证之法第二十二

肝者,与胆为表里,足厥阴、少阳是其经也。王于春,春乃万物之始生,其气嫩而软,虚而宽,故其脉弦。软不可发汗,弱则不可下。弦长曰平,反此曰病。

脉虚而弦,是谓太过,病在外。太过则令人善忘,忽忽眩冒。实而微,是谓不及,病在内。不及则令人胸痛,引两胁胀满。

大凡肝实则引两胁下痛引小腹,令人_{本无此五字}喜怒;虚则如人将捕之;其气逆,则头痛、耳聋、颊赤_{一作肿}。

其脉沉之而急,浮之亦然,主胁肋_{一作支}满,小便难,头痛目眩。其脉急甚,恶言;微急,气在胸胁下;缓甚,呕逆;微缓,水痹;大急,内痈吐血;微大,筋痹;小甚,多饮;微大_{本作小},消瘅_{本作痹};滑甚,癫疝;微滑,遗溺;涩甚,流饮;微涩,瘛瘲挛变也_{本无此二字}。

又,肝之积气在胁,久不去,发为咳逆,或为疟疾也。虚则梦花草茸茸,实则梦山林茂盛。肝之病,旦喜一作慧,晚甚,夜静。肝病则头痛,胁痛本无此二字,目眩,肢满,囊缩,小便不通一作利,十日死。

又,身热恶寒,四肢不举,其脉当弦长而急,反短而涩,乃金克木也,十死不治。

又,肝中寒,则两臂痛不能举,舌本燥,多太息,胸中痛,不能转侧,其脉左关上迟而涩者是也。

肝中热,则喘满而多怒,目疼,腹胀满,不嗜食,所作不定,睡中惊悸,眼赤视不明,其脉左关阴实者是也。

肝虚冷,则胁下坚痛,目盲,臂痛,发寒热如疟状,不欲食,妇人则月水不来而气急,其脉左关上沉而弱者是也。

论胆虚实寒热生死逆顺脉证之法第二十三

胆者,中正之腑也,号曰将军,决断出焉,言能喜怒刚柔也。与肝为表里,足少阳是其经也。

虚则伤寒,寒则恐畏,头眩不能独卧;实则伤热,热则惊悸,精神不守,卧起不宁。

又,玄水发,则其根在于胆,先从头面起,肿至足也。

又，肝咳久不已，则传邪入于胆，呕清苦汁也。

又，胆病则喜太息，口苦，呕清汁一作宿汁，心中澹澹恐，如人将捕之，咽中介介然数唾。

又，胆胀则舌一作胁下痛，口苦，太息也。邪气客于胆，则梦斗讼。其脉诊在左手关上，浮而得之者，是其部也。

胆实热，则精神不守。

又，胆热则多睡，胆冷则无眠。

又，左关上脉阳微者，胆虚也；阳数者，胆实也；阳虚者，胆绝也。

论心脏虚实寒热生死逆顺脉证之法第二十四

心者，五脏之尊号，帝王之称也。与小肠为表里，神之所舍。又主于血，属于火，王于夏，手少阳是其经也。

凡夏脉钩，来盛去衰，故曰钩。反此者病。来盛去亦盛，此为太过，病在外；来衰去盛，此为不及，病在内。太过则令人身热而骨痛，口疮，舌焦，引水；不及则令人烦躁一作心，上为咳唾，下为气泄。其脉来累累如连珠，如循琅玕，曰平。脉来累累一作无此四字，却作喘喘连属，其中微曲，曰病。来前曲后倨，如操带钩，曰死。

又，思虑过多则怵惕，怵惕伤心，心伤则神失，神失则恐惧。

又，真心痛，手足寒，过节五寸，则旦得夕死，夕得旦死。

又，心有水气则痹，气滞身肿，不得卧，烦而躁，其阴肿也。

又，心中风则翕翕——作吸发热，不能行立，心中饥而不能食，食则吐呕。

夏，心王。左手寸口脉洪，浮大而散，曰平，反此则病。若沉而滑者，水来克火，十死不治；弦而长者，木来归子，其病自愈；缓而大者，土来入火，为微邪相干，无所害。

又，心病则胸中痛，四一作胁肢满胀，肩背臂膊皆痛。虚则多惊悸，惕惕然无眠，胸腹及腰背引痛，喜一作善悲，时眩仆。心积气久不去，则苦忧烦，心中痛。实则喜笑不息，梦火发。心气盛，则梦喜笑及恐畏。邪气客于心，则梦山丘烟火。心胀，则心烦短气，夜卧不宁。心腹痛，懊侬，肿，气来往上下行，痛有时休作，心腹中热，喜水，涎出，是蚘蛟蚘,恐是蚘字;蛟,恐是咬字心也。心病则日中慧，夜半甚，平旦静。

又，左手寸口脉大甚，则手内热赤一作服，肿太甚，则胸中满而烦，澹澹，面赤目黄也。

又，心病则先心痛，而咳嗽不止，关膈一作格不通，身重不已，三日死。心虚则畏人，瞑目欲眠，精神不倚，魂魄妄乱。

心脉沉小而紧，浮主气喘，若心下气坚实不下，喜咽干，手热，烦满，多忘，太息，此得之思虑太过也。其脉缓甚则发狂笑，微缓则吐血，大甚则喉闭一作痹，微大则心痛引背、善泪出，小甚则哕，微小则笑、消瘅一作痹，滑甚则为渴，微滑则心疝引脐，腹一作肠鸣，涩甚则喑不能言，微涩则血溢、手足厥、耳鸣、癫疾。

又，心脉搏坚而长，主舌强不能语一作言；软而散，当慑怯不食也。又，急甚则心疝，脐下有病形，烦闷少气，大热上煎。

又，心病狂言，汗出如珠，身厥冷，其脉当浮而大，反沉濡而滑，其色当赤，今反黑者，水克火，十死不治。

又，心之积，沉之而空空然，时上下往来无常处，病胸满、悸、腰腹中热，颊一作面赤，咽干，心烦，掌中热，甚则呕血，夏差本作春差冬甚。宜急疗之，止于旬日也。

又，赤黑色入口必死也，面黄目赤者亦一作不死，赤如衃血亦死。

又，忧恚思虑太过，心气内索，其色反和而盛者，不出十日死。扁鹊曰：心绝则一日死。色见凶多，而人虽健敏，名为行尸，一岁之中，祸必至矣。

又，其人语声前宽而后急，后声不接前声，其声浊恶，其口不正，冒昧喜笑，此风入心也。

又，心伤则心坏，为水所乘，身体手足不遂，骨节解，舒缓不自由，下利无休息，此疾急宜治之，不过十日而亡也。

又，笑不待呻而复忧，此水乘火也，阴击于阳，阴起阳伏，伏则生热，热则生狂，冒昧妄乱，言语错误，不可采问一作闻，心已损矣。扁鹊曰：其人唇口赤即可治，青黑即死。

又，心疟则先烦一作颤而后渴，翕翕发热也，其脉浮紧而大者，是也。

心气实则小便不利，腹满，身热而重，温温欲吐，吐而不出，喘息急，不安卧，其脉左寸口与人迎皆实大者是也。

心虚则恐惧多惊，忧思不乐，胸腹中苦痛，言语战栗，恶寒、恍惚，面赤目黄，喜衄血，诊其脉，左、右寸口两虚而微者是也。

论小肠虚实寒热生死逆顺脉证之法第二十五

小肠者,受盛之腑也,与心为表里,手太阳是其经也。

心下一本无此二字小肠绝者,六日死。绝则发直如麻,汗出不已,不得屈伸者是也。

又,心咳本作病久不已本无此二字则传小肠,小肠咳则气咳俱出也。

小肠实则伤热,热则口生疮。虚则寒生,寒则泄脓血,或泄黑水。其根在小肠也。

又,小肠寒则下肿重,有热久不出,则渐生痔疾。有积则当暮发热,明旦而止也。病气发则令人腰下重,食则窘迫而便难,是其候也。

小肠胀则小腹䐜胀,引腹而痛也。

厥邪入小肠,则梦聚井邑中,或咽痛颔肿,不可回首,肩如杖一作拔,脚如折也。

又,黄帝曰:心者,主也,神之舍也,其脏周密而不伤。伤则神去,神去则身亡矣。故人心多不病,病即死,不可治也。惟小肠受病多矣。

又,左手寸口阳绝者,无小肠脉也,六日死。病脐痹,小腹中有疝瘕也。左手寸口脉实大者,小肠实也。有热邪则小便赤涩。

又,实热则口生疮,身热去来,心中烦满,体重。

又,小肠主于舌之官也,和则能言,而机关利健,善别其味也。虚则左寸口脉浮而微软弱,不禁按,病为惊狂无所守,下空空然,不能语者是也。

论脾脏虚实寒热生死逆顺脉证之法第二十六

脾者,土也,谏议之官,主意与智,消磨五谷,寄在其中,养于四旁,王于四季,正王长夏,与胃为表里,足太阴是其经也。

扁鹊曰:脾病则面色萎黄。实则舌强直,不嗜食,呕逆,四肢缓;虚则精不胜,元气乏,失溺不能自持。其脉来似水之流,曰太过,病在外;其脉来如鸟之距,曰不及,病在内。太过,则令人四肢沉重,语言謇涩;不及,令人中满不食,乏力,手足缓弱不遂,涎引口中 一作出,四肢肿胀,溏泻 一作泄 不时,梦中饮食。

脾脉来而和柔,去似鸡距践地,曰平。脉来实而满,稍数,如鸡举足,曰病。又如乌 一作雀 之啄,如鸟之距,如屋之漏,曰死。

中风则翕翕发热,状若醉人,腹中烦满,皮肉瞤瞤,短气者是也。

王时,其脉阿阿然缓,曰平;反弦急者,肝来克脾,真鬼相遇,大凶之兆;反微涩而短者,肺来乘脾,不治而自愈;反沉而滑者,肾来从脾,亦为不妨;反浮而洪,心来生脾,不为疾耳。

脾病,面黄体重,失便,目直视,唇反张,手足爪甲青,四肢逆,吐食,百节疼痛不能举,其脉当浮大而缓。今反弦急,其色当黄而反青,此十死不治也。

又,脾病其色黄,饮食不消,心腹胀满,身体重,肢节痛,大便硬,小便不利,其脉微缓而长者,可治。

脾气虚则大便滑,小便利,汗出不止,五液注下为五色。注,利下也此四字疑是注文。

又,积聚,久不愈,则四肢不收,黄疸,饮食不为肌肤,气满胀而喘不定也。

又,脾实则时梦筑垣墙、盖屋,脾盛则梦歌乐,虚则梦饮食不足。厥邪客于脾,则梦大泽丘陵,风雨坏屋。

脾胀则善哕,四肢急,体重,不食,善噫。

脾病则日昳慧,平旦甚,日中持,下晡静。

脉急甚则瘈疭;微急则胸膈中不利,食入而还出。

脉缓甚则痿厥;微缓则风痿,四肢不收。大甚则击仆;

微大则痹,疝气,裹大脓血在胃肠之外。小甚则寒热作;微小则消瘅。滑甚则癫疝;微滑则虫毒,肠鸣中热。涩甚则肠癫;微涩则内溃,下脓血。

脾脉之至也,大而虚,则有积气在腹中,有厥气,名曰厥疝。女子同法,得之四肢汗出当风也。

脾绝,则十日死。又脐出一作凸者,亦死。唇焦枯,无纹理而青黑者,脾先绝也。

脾病,面黄目赤者,可治;青黑色入口,则半岁死;色如枳实者,一一作半月死。吉凶休否一作咎。皆见其色出于部分也。

又,口噤唇黑,四肢重如山,不能自收持,大小便利无休歇,食饮不入,七日死。

又,唇虽痿黄,语声嘹嘹者可治。

脾病疟气久不去,腹中痛鸣,徐徐热汗出,其人本意宽缓,今忽反常而嗔怒,正言而鼻笑,不能答人者,此不过一月,祸必至矣。

又,脾中寒热,则皆使人腹中痛,不下食。

又,脾病则舌强语涩,转筋卵缩,牵阴股,引髀痛,身重,不思食,鼓胀,变则水汇不能卧者,死不治也。

脾正热,则面黄目赤,季胁痛满也。寒则吐涎沫而不食,四肢痛,滑泄不已,手足厥,甚则颤栗如疟也。

临病之时,要在明证详脉,然后投汤丸,求其痊损耳。

论胃虚实寒热生死逆顺脉证之法第二十七

胃者,腑也,又名水谷之海,与脾为表里。胃者,人之根本也,胃气壮则五脏六腑皆壮,足阳明是其经也。

胃气绝则五日死。实则中胀便难,肢节疼痛,不下食,呕吐不已;虚则肠鸣胀满,引水,滑泄;寒则腹中痛,不能食冷物;热则面赤如醉人,四肢不收持,不得安卧,语狂,目乱,便硬者是也。病甚则腹胁胀满,吐逆不入食,当心痛,上下不通,恶闻食臭,嫌人语,振寒,喜伸欠。

胃中热则在唇黑,热甚则登高而歌,弃衣而走,癫狂不定,汗出额上,衄䶊不止。虚极则四肢肿满,胸中短气,谷不化,中消也。

胃中风,则溏泄不已。胃不足,则多饥不消食。病人鼻下平,则胃中病,渴者不可治。一本无上十三字,作微燥而渴者,可治。

胃脉搏坚而长,其色黄赤者,当病折腰一作髀,其脉软而散者,病食痹。

右关上脉浮而大者,虚也;浮而短涩者,实也;浮而微滑者,亦实也;浮而迟者,寒也;浮而数者,实也。虚实寒热生死之法,察而端谨,则成神妙也。

论肺脏虚实寒热生死逆顺脉证之法第二十八

肺者,魄之舍,生气之源,号为上将军,乃五脏之华盖也。外养皮毛,内荣肠胃,与大肠为表里,手太阴是其经也。

肺气通于鼻,和则能知香臭矣。有寒则善咳本作有病则喜咳,实则鼻流清涕。凡虚实寒热,则皆使人喘嗽。实则梦刀兵恐惧,肩息,胸中满;虚则寒生一作热,咳一作喘息,利下,少气力,多悲感。

王于秋,其脉浮而毛,曰平。又,浮而短涩者,肺脉也。其脉来毛而中央坚,两头一作傍虚,曰太过,病在外;其脉来毛而微,曰不及,病在内。太过则令人气逆,胸满,背痛;不及则令人喘呼而咳一作嗽,上气见血,下闻病音。

又,肺脉厌厌聂聂,如落榆荚,曰平;来不上不下,如循鸡羽,曰病。来如物之浮,如风吹鸟背上毛者死。

真肺脉至,大而虚,又如以毛羽中人皮肤,其色赤，其毛折者死。

又，微毛曰平，毛多曰病。毛而弦者曰春病，弦甚曰即病。

又，肺病吐衄血，皮热、脉数、颊赤者，死也。又，久咳而见血，身热而短气，脉当涩，今反浮大，色当白，今反赤者，火克金，十死不治也。肺病喘咳，身但寒无热，脉迟微者，可治。

肺王于秋，其脉当浮涩而短，曰平。而反洪大而长，是火刑金，亦不可治。又，得软而滑者，肾来乘肺，不治自愈。反浮大而缓者，是脾来生肺，不治而差。反弦而长者，是肺被肝从，为微邪，虽病不妨。

虚则不能息，耳重，嗌干，喘咳上气，胸背痛。有积则胁下胀满。

中风则口燥而喘，身运而重，汗出而冒闷。其脉按之虚弱如葱叶，下无根者死。

中热则唾血。其脉细、紧、浮、数、芤、滑，皆失血病。此由躁扰、嗔怒、劳伤得之，气壅结所为也。

肺胀则其人喘咳而目如脱，其脉浮大者是也。

又，肺痿则吐涎沫而咽干。欲饮者为愈，不饮则未差。

又，咳而遗溺者，上虚不能制下也。其脉沉浊者，病在内；浮滑者，病在外。

肺死则鼻孔开而黑枯，喘而目直视也。

又，肺绝则十二日死，其状足满、泻痢不觉出也，面白目青者，此谓乱经。此虽天命，亦不可治。

又，饮酒当风，中于肺，则咳嗽喘闷。见血者，不可治；无血者，可治；面黄目白者，可治。肺病颊赤者死。

又，言音喘急、短气、好唾一作睡，此为真鬼相害，十死十，百死百，大逆之兆也。

又，阳气上而不降，燔于肺，肺自结邪，胀满，喘急，狂言，瞑目，非常所说而口鼻张，大小便头俱胀，饮水无度，此因热伤于肺，肺化为血，不可治，则半岁死。

又，肺疟使人心寒，寒甚则发热，寒热往来，休作不定，多惊，咳喘，如有所见者是也。其脉浮而紧，又滑而数，又迟涩而小，皆为肺疟之脉也。

又，其人素声清而雄者，暴不响亮而拖气用力，言语难出，视不转睛，虽未为病，其人不久。

又，肺病，实则上气喘急，咳嗽，身热，脉大也。虚则乏力、喘促、右胁胀、语言气短一作促者是也。

又，乍寒乍热，鼻塞，颐赤，面白，皆肺病之候也。

论大肠虚实寒热生死
逆顺脉证之法第二十九

大肠者,肺之腑也,为传送之司,号监仓之官。肺病久不已,则传入大肠。手阳明是其经也。

寒则泄,热则结,绝则泄利无度,利绝而死也。热极则便血。又,风中大肠则下血。又,实热则胀满而大便不通,虚寒则滑泄不定。

大肠乍虚乍实,乍来乍去。寒则溏泄,热则垢重,有积物则寒栗而发热,有如疟状也。积冷不去则当脐而痛,不能久立,痛已则泄白物是也。虚则喜满,喘咳而喉咽中如核妨矣。

华氏中藏经卷中

论肾脏虚实寒热生死逆顺脉证之法第三十

肾者,精神之舍,性命之根,外通于耳,男以闭一作库精,女以包血,与膀胱为表里,足少阴太阳是其经也。肾气绝,则不尽其天命而死也。

王于冬。其脉沉濡曰平,反此者病。其脉弹石,名曰太过,病在外;其去如数者,为不及,病在内。太过则令人解㑊,脊脉痛而少气本作令人体瘠而少气不欲言;不及则令人心悬如饥,䏚中清,脊中痛,小肠腹满,小便滑本云心如悬,少腹痛,小便滑,变赤黄色也。

又,肾脉来喘喘累累如钩,按之而坚,曰平。又,来如引葛,按之益坚,曰病;来如转索,辟辟如弹石,曰死。又,肾脉但石,无胃气亦死。

肾有水则腹大脐肿,腰重痛,不得溺,阴下湿如牛鼻头汗出,是为逆寒。大便难,其面反瘦也。

肾病,手足逆冷,面赤目黄,小便不禁,骨节烦痛,小腹结痛,气上冲心,脉当沉细而滑,今反浮大而缓,其色当黑,其今反者,是土来克水,为大逆,十死不治也。

又,肾病面色黑,其气虚弱,翕翕少气,两耳若聋,精自出,饮食少,小便清,膝下冷,其脉沉滑而迟,为可治。

又,冬脉沉濡而滑曰平,反浮涩而短,肺来乘肾,虽病易治。反弦细而长者,肝来乘肾,不治自愈。反浮大而洪,心来乘肾,不为害。

肾病,腹大胫肿,喘咳,身重,寝汗出,憎风。虚则胸中痛,大腹小腹痛,清厥,意不乐也。

阴邪入肾则骨痛,腰痛上引项脊背疼,此皆举重用力,及遇房汗出,当风浴水,或久立则伤肾也。

又,其脉急甚则肾痿瘕疾;微急则沉厥,奔豚,足不收。缓甚则折脊;微缓则洞泄,食不化,入咽还出。大甚则阴痿;微大则石水起脐下至小腹,其肿,埵埵然而上至胃脘者,死不治。小甚则洞泄;微小则消瘅。滑甚则癃癫;微滑则骨痿,坐弗能起,目视见花。涩甚则大壅塞,微涩则不月疾痔。

又,其脉之至也,上坚而大,有积气在阴中及腹内,名曰肾痹,得之因浴冷水而卧。脉来沉而大坚,浮而紧,苦手足骨肿,厥,阴痿不起,腰背疼,小腹肿,心下水气,时胀满而洞泄,此皆浴水中,身未干而合房得之也。

虚则梦舟溺人，得其时，梦伏水中，若有所畏。盛实则梦腰脊离解不相属，厥邪客于肾，则梦临深投水中。

肾胀则腹痛满引背，怏怏然，腰痹痛。肾病，夜半慧，四季甚，下晡静。

肾生病则口热舌干，咽肿，上气，嗌干及心烦而痛，黄疸，肠澼，痿厥，腰脊背急痛，嗜卧，足下热而痛，胕酸；病久不已则腿筋痛，小便闭而两胁胀，支满，目盲者死。

肾之积，苦腰脊相引而疼，饥见饱减，此肾中寒结在脐下也。诸积大法，其脉来细软而附骨者是也。

又，面黑目白，肾已内伤，八日死。又，阴缩，小便不出，出而不快者，亦死。又，其色青黄，连耳左右，其人年三十许，百日死。若偏在一边，一月死。

实则烦闷，脐下重；热则口舌干焦而小便涩黄；寒则阴中与腰脊俱疼，面黑耳干，哕而不食，或呕血者是也。

又，喉中鸣，坐而喘咳，唾血出，亦为肾虚寒，气欲绝也。

寒热虚实既明，详细调救，即十可十全之道也。

论膀胱虚实寒热生死逆顺脉证之法第三十一

膀胱者,津液之腑,与肾为表里,号曰水曹掾,又名玉海,足太阳是其经也。总通于五腑,所以五腑有疾,即应膀胱;膀胱有疾,即应胞囊也。

伤热则小便不利;热入膀胱,则其气急,而苦小便黄涩也;膀胱寒则小便数而清也。

又,石水发,则其根在膀胱,四肢瘦小,其腹胀大者是也。

又,膀胱咳久不已则传入三焦,肠满而不欲饮食也。然上焦主心肺之病,人有热则食不入胃;寒则精神不守,泄利不止,语声不出也;实则上绝于心,气不行也;虚则引起气之于肺也。其三焦之气和,则五脏六腑皆和,逆则皆逆。膀胱中有厥阴气,则梦行不快;满胀则小便不下,脐下重闷或有痛也。绝则三日死,死时鸡鸣也。其三焦之论,备云于后。

论三焦虚实寒热生死逆顺脉证之法第三十二

三焦者,人之三元之气也,号曰中清之腑,总领五脏六腑、荣卫经络、内外左右上下之气也。三焦通则内外左右上下皆通也。其于周身灌体,和内调外,荣左养右,导上宣下,莫大于此也。又名玉海、水道。上则曰三管,中则名霍乱,下则曰走晡。名虽三而归一,有其名而无形者也,亦号曰孤独之腑。

而卫出于上,荣出于中。上者,络脉之系也;中者,经脉之系也;下者,水道之系也,亦又属膀胱之宗始。主通阴阳,调虚实。呼吸有病,则苦腹胀气满,小腹坚,溺而不得,便而窘迫也。溢则作水,留则为胀。足太阳是其经也。

又,上焦实热,则额汗出而身无汗,能食而气不利,舌干口焦咽闭之类,腹胀,时时胁肋痛也。寒则不入食,吐酸水,胸背引痛,嗌干,津不纳也。实则食已还出,膨膨然不乐;虚则不能制下,遗便溺而头面肿也。

中焦实热,则上下不通,腹胀而喘咳,下气不上,上气不下,关格而不通也。寒则下痢不止,食饮不消而中满也；虚则腹鸣鼓胀也。

下焦实热，则小便不通而大便难，苦重痛也；虚寒则大小便泄下而不止。

三焦之气，和则内外和，逆则内外逆。故云：三焦者，人之三元之气也。宜修养矣。

论痹第三十三

痹者，风寒暑湿之气中于人脏腑之为也。入腑则病浅易治，入脏则病深难治。而有风痹，有寒痹，有湿痹，有热痹，有气痹，而又有筋、骨、血、肉、气之五痹也。

大凡风寒暑湿之邪，入于肝则名筋痹，入于肾则名骨痹，入于心则名血痹，入于脾则名肉痹，入于肺则名气痹。感病则同，其治乃异。

痹者，闭也，五脏六腑，感于邪气，乱于真气，闭而不仁，故曰痹。

病或痛或痒，或淋或急，或缓而不能收持，或拳而不能舒张，或行立艰难，或言语謇涩，或半身不遂，或四肢拳缩，或口眼偏邪，或手足欹侧，或能行步而不能言语，或能言语而不能行步，或左偏枯，或右壅滞，或上不通于下，或下不通于上，或大腑闭塞一作小便秘涩，或左右手疼痛，或得疾而即死，或感邪而未亡，或喘满而不寐，或昏冒而不醒。种种诸症，皆出于痹也。

痹者，风寒暑湿之气中于人则使之然也。其于脉候形证、治疗之法，亦各不同焉。

论气痹第三十四

气痹者，愁忧思喜怒过多，则气结于上，久而不消则伤肺，肺伤则生气渐衰，则邪气愈胜。

留于上则胸腹痹而不能食，注于下则腰脚重而不能行；攻于左，则左不遂，冲于右，则右不仁；贯于舌，则不能言，遗于肠中，则不能溺；壅而不散则痛，流而不聚则麻。

真经既损，难以医治。邪气不胜，易为痊愈。其脉，右手寸口沉而迟涩者是也。宜节忧思以养气，慎一作绝喜怒以全真，此最为良法也。

论血痹第三十五

血痹者，饮酒过多，怀热太盛，或寒折于经络，或湿犯于荣卫，因而血抟，遂成其咎，故使人血不能荣于外，气不能养于内，内外已失，渐渐消削。

左先枯,则右不能举;右先枯,则左不能伸;上先枯,则上不能制于下;下先枯,则下不能克于上;中先枯,则不能通疏。百证千状,皆失血也。其脉,左手寸口脉结而不流利,或如断绝者是也。

论肉痹第三十六

肉痹者,饮食不节,膏粱肥美之所为也。脾者,肉之本,脾气已失则肉不荣,肉不荣则肌肤不滑泽,肌肤不滑泽则腠理疏,则风寒暑湿之邪易为入,故久不治则为肉痹也。

肉痹之状,其先能食而不能充悦,四肢缓而不收持者是也。其右关脉举按皆无力而往来涩者是也。宜节饮食以调其脏,常起居以安其脾,然后依经补泻,以求其愈尔。

论筋痹第三十七

筋痹者,由怒叫无时,行步奔急,淫邪伤肝,肝失其气,因而寒热所客,久而不去,流入筋会,则使人筋急而不能行步舒缓也,故曰筋痹。

宜活血以补肝,温气以养肾,然后服饵汤丸。治得其宜,即疾瘳已,不然则害人矣。其脉,左关中弦急而数,浮沉有力者是也。

论骨痹第三十八

骨痹者,乃嗜欲不节伤于肾也。肾气内消,则不能关禁;不能关禁,则中上俱乱;中上俱乱,则三焦之气痞而不通;三焦痞而饮食不糟粕;饮食不糟粕,则精气日衰;精气日衰,则邪气妄入;邪气妄入,则上冲心舌;上冲心舌,则为不语;中犯脾胃,则为不充;下流腰膝,则为不遂;旁攻四肢,则为不仁。

寒在中则脉迟,热在中则脉数,风在中则脉浮,湿在中则脉濡,虚在中则脉滑。

其证不一,要在详明。治疗之法,列于后章。

论治中风偏枯之法第三十九

人病中风偏枯,其脉数而面干黑黧,手足不遂,语言謇涩,治之奈何?在上则吐之,在中则泻之,在下则补之,在外则发之,在内则温之,按之熨之也。

吐,谓吐出其涎也;泻,谓通其塞也;补,谓益其不足也;发,谓发其汗也;温,谓驱其湿也;按,谓散其气也；熨，谓助其阳也。治之各合其宜，安可一揆？在求其本。

脉浮则发之，脉滑则吐之，脉伏而涩则泻之，脉紧则温之，脉迟则熨之，脉闭则按之。要察其可否，故不可一揆而治者也。

论五丁状候第四十

五丁者，皆由喜怒忧思、冲寒冒热、恣饮醇酒、多嗜甘肥，毒鱼醋酱、色欲过度之所为也。畜其毒邪，浸渍脏腑，久不摅散，始变为丁。其名有五：一曰白丁，二曰赤丁，三曰黄丁，四曰黑丁，五曰青丁。

白丁者，起于右鼻下，初起如粟米，根赤头白。或顽麻，或痛痒，使人憎寒、头重，状若伤寒。不欲食，胸膈闷满。喘促昏冒者死，未者可治。此疾不过五日，祸必至矣，宜急治之。

赤丁在舌下，根头俱赤。发痛，舌本硬，不能言，多惊，烦闷，恍惚，多渴，引一作饮水不休，小便不通。发狂者死，未者可治。此疾不过七日，祸必至也，不可治矣。大人、小儿皆能患也。

黄丁者，起于唇齿龈边，其色黄，中有黄水。发则令人多一作能食而还一作复出，手足麻木，涎出不止，腹胀而烦。多睡不寐者死，未者可治。

黑丁者，起于耳前，状如瘢痕，其色黑，长减不定。使人牙关急，腰脊脚膝不仁，不然即痛。亦不出三岁，祸必至矣，不可治也。此由肾气渐绝故也。宜慎欲事。

青丁者，起于目下，始如瘤瘢，其色青，硬如石。使人目昏昏然无所见，多恐，悸惕，睡不安宁。久不已则令人目盲或脱精。有此则不出一年，祸必至矣。

白丁者，其根在肺；赤丁者，其根在心；黄丁者，其根在脾；黑丁者，其根在肾；青丁者，其根在肝。五丁之候一作疾，最为巨疾一作病，不可不察也。治疗之法，一一如左。陆本有方八道在此后，印本无之，今附下卷之末。

论痈疽疮肿第四十一

夫痈疽疮肿之所作也，皆五脏六腑畜毒不流则生本作皆有矣，非独因荣卫壅塞而发者也。

其行也有处，其主也有归。假令发于喉舌者，心之毒也；发于皮毛者，肺之毒也，发于肌肉者，脾之毒也；发于骨髓者，肾之毒也；缺肝毒。发于下者，阴中之毒也；发于上者，阳中之毒也；发于外者，六腑之毒也；发于内者，五脏之毒也。

故内曰坏，外曰溃，上曰从，下曰逆。发于上者得之速，发于下者得之缓，感于六腑则易治，感于五脏则难瘳也。

又，近骨者多冷，近虚者多热。近骨者，久不愈则化血成蛊；近虚者，久不愈则传气成漏。成蛊则多痒而少痛，或先痒后痛；成漏则多痛而少痒，或不痛，或不痒。内虚外实者，多痒而少痛；外虚内实者，多痛而少痒。血不止者则多死，脓疾溃者则多生。或吐逆无度，饮食不时，皆痈疽之使然也。

种候万一一作多，端要凭详，治疗之法，列在后篇。

论脚弱状候不同第四十二

人之病脚气与气脚之为异，何也？谓人之喜怒忧思、寒热邪毒之气，自内而注于脚，则名气脚也；风寒暑湿邪毒之气，从外而入于脚膝，渐传于内，则名脚气也。然内外皆以邪夺正，故使人病形颇相类例。其于治疗，亦有上下先后也。故分别其目。若一揆而不察其由，则无理致其瘳也。

夫喜怒忧思、寒热邪毒之气，流于肢节，或注于脚膝，其状类诸风、历节、偏枯、痈肿之证，但入于脚膝，则谓之气脚也。若从外而入于足,从足而入脏者,乃谓之脚气也。

气脚者,先治内而次治外;脚气者,先治外而次治内。实者利之,虚者益之。

又,人之病脚气多者何也?谓人之心、肺二经起于手,脾、肾、肝三经起于足。手则清邪中之,足则浊邪中之。人身之苦者,手足耳,而足则最重难苦,故风寒暑湿之气多中于足,以此脚气之病多也。然而得之病者,从渐而生疾,但始萌而不悟,悟亦不晓。医家不为脚气,将为别疾。治疗不明,因循至大。身居危地,本从微起,浸成巨候,流入脏腑,伤于四肢、头项、腹背也,而疾未甚,终不能知觉也。特因他而作,或如伤寒,或如中暑,或腹背疼痛,或肢节不仁,或语言错乱,或精神昏昧,或时喘乏,或暴盲聋,或饮食不入,或脏腑不通,或挛急不遂,或舒缓不收,或口眼牵搐,或手足颤掉。种种多状,莫有达者。故使愚俗束手受病,死无告陈。仁者见之,岂不伤哉!今述始末,略示后学,请深消息。

至如醉入房中,饱眠露下,当风取凉,对月贪欢,沐浴未干而熟睡,房室才罢而冲轩,久立于低湿,久伫于水涯,冒雨而行,渍寒而寝,劳伤汗出,食饮悲生,犯诸禁忌,因成疾矣。其于不正之气,中于上则害于头目,害于中则蛊于心腹,形于下则灾于腰脚,及于旁则妨于肢节。千状万证,皆属于气脚。但起于脚膝,乃谓脚气也。形候脉证,亦在详明。

其脉浮而弦者,起于风;濡而弱者,起于湿;洪而数者,起于热;迟而涩者,起于寒;滑而微者,起于虚;牢而坚者,起于实。在于上则由于上,在于下则由于下,在于中则生于中。结而因气,散而因忧,紧则因怒,细则因悲。

风者,汗之而愈;湿者,温之而愈;热者,解之而愈;寒者,熨之而愈。虚者补之,实者泻之,气者流之,忧者宽之,怒者悦之,悲者和之。能通此者,乃谓之良医。

又,脚气之病,传于心、肾则十死不治。入心则恍惚忘谬,呕吐,食不入,眠不安宁,口眼不定,左手寸口上脉乍大乍小、乍有乍无者是也。入肾则腰脚俱肿,小便不通,呻吟不绝,目额皆见黑色,气时上冲胸腹而喘,其左手尺中脉绝者是也。切宜详审矣。

论水肿脉证生死候第四十三

人中百病,难疗者莫过于水也。水者,肾之制也;肾者,人之本也。肾气壮则水还于海,肾气虚则水散于皮。又，三焦壅塞，荣卫闭格，血气不从，虚实交变，水随气流，故为水病。有肿于头目者，有肿于腰脚者，有肿于四肢者，有肿于双目者。有因嗽而发者，有因劳而生者，有因凝滞而起者，有因虚乏而成者，有因五脏而出者，有因六腑而来者。类目多种，而状各不同。所以难治者，由此百状，人难晓达，纵晓其端，则又苦人以娇恣不循理法，触冒禁忌，弗能备矣，故人中水疾死者多矣。

水有十名，具于篇末：一曰青水，二曰赤水，三曰黄水，四曰白水，五曰黑水，六曰玄水，七曰风水，八曰石水，九曰里水，十曰气水。

青水者，其根起于肝，其状先从面肿，而渐行一身也。赤水者，其根起于心，其状先从胸肿起也。黄水者，其根起于脾，其状先从腹肿也。白水者，其根起于肺，其状先从脚肿而上气喘嗽也。黑水者，其根起于肾，其状先从足跗肿。玄水者，其根起于胆，其状先从头面起，肿而至足者是也。风水者，其根起于胃，其状先从四肢起，腹满大而通身肿也。石水者，其根在膀胱，其状起脐下而腹独大是也。里水者，其根在小肠，其状先从小腹胀而不肿，渐渐而肿也。又注云：一作小腹胀而暴肿也。气水者，其根在大肠，其状乍来乍去，乍盛乍衰者是也。此良由上下不通，关窍不利，气血痞格,阴阳不调而致之也。其脉洪大者可治,微细者不可治也。

又,消渴之疾久不愈,令人患水气。其水临时发散,归于五脏六腑,则生为病也。消渴者,因冒风冲热,饥饱失节,饮酒过量,嗜欲伤频,或饵金石,久而积成,使之然也。

论诸淋及小便不利第四十四

诸淋与小便不利者,皆由五脏不通,六腑不和,三焦痞涩,荣卫耗失,冒热饮酒,过醉入房,竭散精神,劳伤气血,或因女色兴而败精不出,或因迷宠不已而真髓多输,或惊惶不定,或思虑未宁,或饥饱过时,或奔驰不定,或隐忍大小便,或发泄久兴,或寒入膀胱,或暑中胞囊。伤兹不慎,致起斯疾。状候变异,名亦不同,则有冷、热、气、劳、膏、砂、虚、实之八耳。

冷淋者,小便数,色白如泔也。热淋者,小便涩而色赤如血也。气淋者,脐腹满闷,小便不通利而痛也。劳淋者,小便淋沥不绝,如水之滴漏而不断绝也。膏淋者,小便中出物如脂膏也。砂淋者,脐腹中隐痛,小便难,其痛不可忍,须臾从小便中下如砂石之类,有大者如皂子,或赤或白一作黄,色泽不定。此由肾气弱而贪于女色,房而不泄,泄而不止,虚伤真气,邪热渐强,结聚而成砂。又如以火煮盐,火大水少,盐渐成石之类。谓肾者水也,咸归于肾,水消于下,虚热日甚,煎结而成。此非一时而作也。盖远久乃发,成即五岁,败即三年,壮人五载,祸必至矣,宜乎急攻。八淋之中,惟此最危。其脉盛大而实者可治,虚小而涩者不可治。虚者谓肾与膀胱俱虚而精滑梦泄、小便不禁者也。实则谓经络闭涩,水道不利,而茎痛腿酸者也。

又,诸淋之病,与淋相从者活,反者死凶。治疗之际,亦在详酌耳。

论服饵得失第四十五

石之有金,有服饵得失者,盖以其宜与不宜也。或草或木,或金或石,或单方得力,或群队获功,或金石毒发而致毙,或草木势助而能全。

其验不一者何也?基本实者,得宣通之性,必延其寿;基本虚者,得补益之情,必长其年。虚而过泻,实乃更增,千死其千,万殁其万,则决然也。

又,有年少之辈,富贵之人,恃其药力,恣其酒欲,夸弄其术,暗使精神内损,药力扶持,忽然疾作,何能救疗?如是之者,岂知灾从内发,但恐药饵无微功,实可叹哉。

其于久服方药，在审其宜。入药相合，效岂妄邪？假如脏不足则补其脏，腑有余则泻其腑；外实则理外，内虚则养内；上塞则引上，下塞则通下，中涩一作结则解中；左病则治左，右病则治右。上、下、左、右、内、外、虚、实，各称其法，安有横夭者也？故药无不效，病无不愈者，切务于谨察矣。

辨三痞论并方第四十六

金石草木，单服皆可以不死者，有验无验，在乎有志无志也。虽能久服，而有其药热壅塞而不散，或上或下，或痞或涩，各有其候，请速详明。用其此法，免败其志，皆于寿矣。谨论候并方，具在后篇。

辨上痞候并方

上痞者，头眩目昏，面赤心悸，肢节痛，前后不仁，多痰，短气，惧火，喜寒，又状若中风之类者是也。宜用后方：

桑白皮阔一寸，长一尺 槟榔一枚 木通一尺，去皮。一本作一两 大黄三分，湿纸煨 黄芩一分 泽泻二两

上剉为粗末，水五升，熬取三升，取清汁，分二一

本作三服。食后,临卧服。

辨中痞候并方

中痞者,肠满,四肢倦,行立艰难,食已呕吐,冒昧,减食或渴者是也。宜用后方:

大黄一两,湿纸十重包裹,煨令香熟,切作片子 槟榔一枚 木香一分

上为末,生蜜为圆,如桐子大。每服三十圆,生姜汤下。食后、日午,日进二服。未减,加之。效,即勿再服。附方:

桂五钱,不见火 槟榔一个 黑牵牛四两,生为末二两

上为末,蜜酒调二钱,以利为度。

辨下痞候并方

下痞者,小便不利,脐下满硬,语言謇滞,腰背疼痛,脚重不能行立者是也。宜用后方:

瞿麦头子一两 官桂一分 甘遂三分 车前子一两,妙

上件为末,以獖猪肾一个,去筋膜,薄批开,入药末二钱,匀糁,湿纸裹,慢火煨熟,空心细嚼,温酒送下,以大利为度。小便未利,脐腹未软,更服附方:

葱白一寸,去心,入硇砂末一钱,安葱心中,两头以线子系之。湿纸包,煨熟,用冷醇酒送下。空心服,

以效为度。

论诸病治疗交错致于死候第四十七

夫病者，有宜汤者，有宜圆者，有宜散者，有宜下者，有宜吐者，有宜汗者，有宜灸者，有宜针者，有宜补者，有宜按摩者，有宜导引者，有宜蒸熨者，有宜澡洗者，有宜悦愉者，有宜和缓者，有宜水者，有宜火者。种种之法，岂能一也？若非良善精博，难为取愈。其庸下识浅，乱投汤圆，下、汗、补、吐，动使交错，轻者令重，重者令死，举世皆然。

且汤，可以荡涤脏腑，开通经络，调品阴阳，祛分邪恶，润泽枯朽，悦养皮肤，益充气力，扶助困竭，莫离于汤也。圆，可以逐风冷，破坚癥，消积聚，进饮食，舒荣卫，开关窍，缓缓然参合，无出于圆也。散者，能祛风寒暑湿之气，掩寒湿秽毒之邪，发扬四肢之壅滞，除剪五脏之结伏，开肠和胃，行脉通经，莫过于散也。下则疏豁闭塞，补则益助虚乏，灸则起阴通阳，针则行荣引卫，导引则可以逐客邪于关节，按摩则可以驱浮淫于肌肉。蒸熨辟冷，暖洗生阳，悦愉爽神，和缓安气。

若实而不下，则使人心腹胀满，烦乱，鼓肿。若虚而不补，则使人气血消散，精神耗亡，肌肉脱失，志意昏迷。可汗而不汗，则使人毛孔关塞，闷绝而终。可吐而不吐，则使人结胸上喘，水食不入而死。当灸而不灸，则使人冷气重凝，阴毒内聚，厥气上冲，分遂不散，以致消减。当针而不针，则使人荣卫不行，经络不利，邪渐胜真，冒昧而昏。宜导引而不导引，则使人邪侵关节，固结难通。宜按摩而不按摩，则使人淫随肌肉，久留不消。宜蒸熨而不蒸熨，则使人冷气潜伏，渐成痹厥。宜澡洗而不澡洗，则使人阳气上行，阴邪相害。

不当下而下，则使人开肠荡胃，洞泄不禁。不当汗而汗，则使人肌肉消绝，津液枯耗。不当吐而吐，则使人心神烦乱，脏腑奔冲。不当灸而灸，则使人重伤经络，内蓄炎毒，反害中和，致于不可救。不当针而针，则使人气血散失，关机细缩。不当导引而导引，则使人真气劳败，邪气妄行。不当按摩而按摩，则使人肌肉䐜胀，筋骨舒张。不当蒸熨而蒸熨，则使人阳气遍行，阴气内聚。不当淋渫而淋渫，则使人湿侵皮肤，热生肌体。不当悦愉而悦愉，则使人神失气消，精神不快。不当和缓而和缓，则使人气停意此下赵写本俱缺折，健忘伤志。

大凡治疗，要合其宜，脉状病候，少陈于后。凡脉不紧数,则勿发其汗。脉不疾数,不可以下。心胸不闭,尺脉微弱,不可以吐。关节不急,荣卫不壅,不可以针。阴气不盛,阳气不衰,勿灸。内无客邪,勿导引。外无淫气,勿按摩。皮肤不痹,勿蒸熨。肌肉不寒,勿暖洗。神不凝迷,勿悦愉。气不急奔,勿和缓。顺此者生,逆此者死耳。脉病之法,备说在前。

论诊杂病必死候第四十八

夫人生气健壮者,外色光华,内脉平调。五脏六腑之气消耗,则脉无所依,色无所泽,如是者百无一生。虽能饮食行立,而端然不悟,不知死之逼矣,实为痛也。其大法列之于后。

病瞪目引水,心下牢满,其脉濡而微者死。

病吐衄、泻血,其脉浮大牢数者死。

病妄言、身热、手足冷,其脉细微者死。

病大泄不止,其脉紧大而滑者死。

病头目痛,其脉涩短者死。

病腹中痛,其脉浮大而长者死。

病腹痛而喘,其脉滑而利,数而紧者死。

病四逆者,其脉浮大而短者死。

病耳无闻,其脉浮大而涩者死。

病脑痛,其脉缓而大者死。

左病右痛,上病下痛者死。

人不病而脉病者死。

病厥逆,呼之不应,脉绝者死。

病人脉宜大,反小者死。

肥人脉细欲绝者死。

瘦人脉躁者死。

人脉本滑利,而反涩者死。

人脉本长,而反短者死。

人尺脉上应寸口太迟者死。

温病,三四日未汗,脉太疾者死。

温病,脉细微而往来不快,胸中闭者死。

温病,发热甚,脉反小者死。

病甚,脉往来不调者死。

温病,腹中痛,下痢者死。

温病,汗不出,出不至足者死。

病疟,腰脊强急,瘈疭者死。

病心腹胀满,痛不止,脉坚大洪者死。

痢血不止,身热,脉数者死。

病腹满,四逆,脉长者死。

热病七八日,汗当出反不出,脉绝者死。

热病七八日,不汗,躁狂,口舌焦黑,脉反细弱者死。

热病，未汗出，而脉大盛者死。

热病，汗出而脉未静，往来转大者死。

病咳嗽，脉数身瘦者死。

暴咳嗽，脉散者死。

病咳，形肥，脉急甚者死。

病嗽而呕，便滑不禁，脉弦欲绝者死。

病诸嗽喘，脉沉而浮者死。

病上气，脉数者死。

病肌热，形瘦，脱肛，热不去，脉甚紧急者死。

病肠澼，转筋，脉极数者死。

病中风，痿疾不仁，脉紧急者死。

病上喘气急，四肢寒，脉涩者死。

病寒热，瘈疭，脉大者死。

病金疮血不止，脉大者死。

病坠损内伤，脉小弱者死。

病伤寒，身热甚，脉反小者死。

病厥逆，汗出，脉虚而缓者死。

病洞泄，不下食，脉急者死。

病肠澼，下白脓者死。

病肠澼，下脓血，脉悬绝者死。

病肠澼，下脓血，身有寒，脉绝者死。

病咳嗽,脉沉坚者死。

病肠中有积聚,脉虚弱者死。

病水气,脉微而小者死。

病水胀如鼓,脉虚小涩者死。

病泄注,脉浮大而滑者死。

病内外俱虚,卧不得安,身冷,脉细微,呕而不入食者死。

病冷气上攻,脉逆而涩者死。

卒死,脉坚而细微者死。

热病三五日,头痛身热,食如故,脉直而疾者,八日死。

久病,脉实者死。

又虚缓、虚微、虚滑、弦急者死。

卒病,脉弦而数者死。

凡此凶脉,十死十,百死百,不可治也。

察声色形证决死法第四十九

凡人五脏六腑、荣卫关窍,宜平生气血顺度循环无终,是为不病之本。若有缺绝,则祸必来矣。要在临病之时,存神内想,息气内观,心不妄视,著意精察,方能通神明,探幽微,断死决生,千无一误。死之征

兆,具之于后:

黑色起于耳目鼻上,渐入于口者死。

赤色见于耳目额者,五日死。

黑白色入口鼻目中者,五日死。

面或如马肝色,望之如青,近则如黑者死。

张口如鱼,出气不反者死。

循摸衣缝者死。

妄语错乱及不能语者死;热病即不死。

尸臭不可近者死。

面目直视者死。

肩息者,一日死。

面青人中反者,三日死。

面无光,牙齿黑者死。

面青目黑者死。

面白目黑者,十日死。

面赤眼黄,即时死。

面黑目白者,八日死。

面青目黄者,五日死。

眉系倾者,七日死。

齿忽黑色者,三十日死。

发直者,十五日死。

遗尿不觉者,五六日死。

唇口乍干黑者死。

爪甲青黑色死。

头目久痛，卒视不明者死。

舌卷卵缩者死。

面黑直视者死。

面青目白者死。

面黄目白者死。

面目俱白者死。

面目青黑者死。

面青唇黑者死。

发如麻，喜怒不调者死。

发眉如冲起者死。

面色黑，胁满不能反侧者死。

面色苍黑，卒肿者死。

掌肿无纹，脐肿出，囊茎俱肿者死。

手足爪甲肉黑色者死。

汗出不流者死。

唇反人中满者死。

阴阳俱绝，目眶陷者死。

五脏内外绝，神气不守，其声嘶者死。

阳绝阴结，精神恍惚，撮空裂衣者死。

阴阳俱闭，失音者死。

荣卫耗散，面目浮肿者死。

心绝于肾，肩息，回眄，目直者，一日死。

肺绝则气去不反，口如鱼口者，三日死。

骨绝，腰脊痛，肾中重，不可反侧，足膝后平者，五日死。

肾绝，小便赤涩，下血，耳干，脚浮，舌肿者，六日死；又曰，足肿者，九日死。

脾绝，口冷，足肿胀，泄不觉者，十二日死。

筋绝，魂惊，虚恐，手足爪甲青，呼骂不休者，八九日死。

肝绝，汗出如水，恐惧不安，伏卧，目直面青者，八日死；又曰，即时死。

胃绝，齿落，面黄者，七日死；又曰，十日死。

凡此，察听之，更须详酌者矣。

华氏中藏经卷下

疗诸病药方六十八道 ①

万应圆

甘遂三两　　芫花三两　　大戟三两　　大黄三两　　三棱三两　　巴豆二两,和皮　　干漆二两,炒　　蓬术二两　　当归五两　　桑皮二两　　硼砂三两　　泽泻八两　　山栀仁二两　　槟榔一两　　木通一两　　雷丸一两　　诃子一两　　黑牵牛五两　　五灵脂五两　　皂角七定,去皮弦

上件二十味,剉碎,洗净。入米醋二斗,浸三日。入银器或石器,内慢火熬,令醋尽。焙干焦,再炒为黄色,存性。入后药:

木香一两　　丁香一两　　肉桂一两,去皮　　肉豆蔻一两　　白术一两　　黄芪一两　　没药一两　　附子一两,炮去皮脐　　茯苓一两　　赤芍药一两　　川芎二两　　牡丹皮二两　　白牵牛二两　　干姜二两　　陈皮二两　　芸苔二两,炒　　地黄三两　　鳖甲三两,醋炙　　青皮三两　　南星二两,浆水煮软,切,焙

上二十味,通前共四十味,同杵,罗为末,醋煮,

面糊为圆,如绿豆大。用度谨具如左:合时须在一净室中,先严洁斋心,涤虑焚香,精诚恳诸方圣者以助药力,尤效速也。

结胸伤寒,用油浆水下七圆,当逐下恶物。如人行二十里,未动再服。

多年积结,癊食、癥块,临卧水下三圆至五圆。每夜服之,病即止。

如记得因伤物作积,即随所伤物下七圆。小儿、妊妇、老人勿服。

水气,通身肿黄者,茯苓汤下五圆,日二服,水消为度。

如要消酒、进食,生姜汤下一圆。

食后腹中一切痛,醋汤下七圆。

膈气噎病,丁香汤下三圆。夜一服。

因伤成劳,鳖甲汤下七圆。日三服。渐安,减服。

小肠疝癖气,茴香汤下三圆。

大小便不通,蜜汤下五圆。未通,加至七圆。

九种心通,茱萸汤下五圆。立止。

尸注走痛,木瓜汤下三圆。

脚气,石楠汤下五圆。每日食前服。

卒死,气未绝,小便化七圆,灌之立活。

产后血不行,当归酒下三圆。

血晕、血迷、血蛊、血痫、血胀、血刺、血块、血积、血癥、血瘕,并用当归酒下二圆。逐日服。

难产、横倒,榆白皮汤下二圆。

胞衣不下,烧秤锤通红,以酒淬之,带热下二圆。惟孕妇患不可服;产急难,方可服之。

脾泻血痢,干姜汤下一圆。

赤白痢,甘草干姜汤下一圆。

赤痢,甘草汤下一圆。

白痢,干姜汤下一圆。

胃冷吐逆,并反胃吐食,丁香汤下二圆。

卒心腹痛不可忍者,热醋盐汤下三丸。

如常,服一圆。临卧,茶清下。

五烂疾,牛乳下一圆。每日二服。

如发疟时,童子小便、酒下十圆。化开灌之,吐利即愈,其效如神。

疗万病六神丹

雄黄一两,研　矾石一两,烧　巴豆一两,去皮　附子一两,炮　藜芦三两　朱砂二两,一两别研,一两为衣

上为末,炼蜜为圆,如小豆大,一等作黍米大。男子百疾,以饮服二圆。小儿量度与小者服。得利即差。

安息香丸　治传尸、肺痿、骨蒸、鬼疰、卒心腹疼、

霍乱吐泻、时气、瘴疟、五利、血闭、疰癖、丁肿、惊邪诸疾。

安息香　木香　麝香　犀角　沉香　丁香　檀香　香附子　诃子　朱砂　白术　荜拔以上各一两　乳香　龙脑　苏合香以上各半两

上为末，炼蜜成剂，杵一千下，圆如桐子大，新汲水化下四圆。老幼皆一圆。以绛囊子盛一圆，弹子大，悬衣，辟邪毒魍魉甚妙。合时忌鸡、犬、妇人见之。

明月丹　治传尸劳。

雄黄半两　兔粪二两　轻粉一两　木香半两　天灵盖一两，炙　鳖甲一个，大者，去裙襕，醋炙焦黄

上为末。醇酒一大升，大黄一两熬膏，入前药末，为圆如弹子大，朱砂为衣。如是传尸劳，肌瘦面黄、呕吐血、咳嗽不定者是也。先烧安息香，令烟起，吸之不嗽者，非传尸也，不可用此药。若吸烟入口，咳嗽不能禁止者，乃传尸也，宜用此药。五更初，勿令人知，以童子小便与醇酒共一盏，化一圆服之。如人行二十里，上吐出虫，其状若灯心而细，长及寸，或如烂李，又如虾蟆，状各不同。如未效，次日再服，以应为度。仍须初得，血气未尽、精神未乱者可用之。

地黄煎　解劳,生肌肉,进食,活血养气。

生地黄汁五升　生杏仁汁一升　薄荷汁一升　生藕汁一升　鹅梨汁一升　法酒二升　白蜜四两　生姜汁一升

以上同于银、石器中,慢火熬成膏,却入后药:

柴胡四两,去芦,焙　木香四两　人参二两　白茯苓二两　山药二两　柏子仁二两　远志二两,去心　白术二两　桔梗二两　枳实二两,麸炒　秦艽三两,去芦　麝香二钱,另研　熟地黄四两

上末,入前药膏中和,再入臼中,杵二三千下,圆如桐子大。每服食药,用甘草汤下二十圆。食后,日三服。安,即住服。

起蒸中央汤

黄连五两

上㕮咀,以醇酒二斗,同熬成膏。每夜以好酒化下弹子大一圆,汗出为度。仍服补药麝脐圆。

补药麝脐圆

麝脐一枚,烧灰　地黄洗　地骨皮　山药　柴胡各一两　白术二两　活鳖一个,重二斤者佳

上将鳖入醇酒一升,煮令烂熟,研细,入汁,再熬膏;入末,圆如桐子大。酒服二十圆,日二夜一。蒸,谓骨蒸也。气血相传,久而瘦弱,遂成劳伤、肉消、毛

落、妄血、喘咳者是也。宜以前法治之。

太上延年万胜追魂散

人参去芦　柴胡去苗　杏仁去皮尖　天灵盖炙，各一两　蜀椒一分　桃柳心一小握

上为末。童子小便一升，末一两，垍瓶中煎令熟。空心、日午各进一服，经五日效。

醉仙丹　主偏枯不遂，皮肤不仁。

麻黄一两，去节，水煮，去沫，焙干，作末　南星七个，大者　大附子三个，黑者　地龙七条，去土

上除麻黄外，先末之。次将麻黄末，用醇酒一升熬成膏，入末，圆如弹子大。每服食后、临睡，酒化一圆，汗出为度。偏枯不遂，皮肤不仁者，皆由五脏气虚，风寒暑湿之邪蓄积于中，久而不散，乃成疾焉。以前法主之。

灵乌丹　治一切冷疾、疼痛、麻痹、风气。

川乌一斤，河水浸七日，换水浸。去皮尖，切片，干之牛膝二两，酒浸，焙　何首乌四两，制如川乌法

上为末，炼蜜圆如桐子大，朱砂为衣。空心，酒下七圆，渐加至十圆。病已即止。

扁鹊玉壶丹　驻颜补暖，祛万痛。

硫黄一斤。以桑灰淋浓汁五斗，煮硫黄令伏，以火煅之，研如粉。掘一地坑子，深二寸许，投水在里，候水清，取调

硫黄末,稀稠得所。磁器中煎干。用鏊一个,上傅以砂,砂上铺纸,鏊下以火煅热,即取硫黄滴其上,自然色如玉矣

上以新炊饮为圆,如麻子大。空心、食前,酒下十圆。

葛玄真人百补构精圆

熟地黄四两　山药二两　五味子六两　苁蓉三两,酒浸一宿　牛膝二两,酒浸　山茱萸一两　泽泻一两　茯苓一两,去皮　远志一两,去心　巴戟天一两,去心　赤石脂一两　石膏一两　柏子仁一两,炒　杜仲三两,去皮,剉碎,慢火炒,令丝断

上为末,炼蜜圆如桐子大。空心,温酒下二十圆。男子、妇人皆可服。

涩精金锁丹

韭子一升,酒浸三宿,滤出焙干,杵为末

上用酒糊为圆,如桐子大,朱砂为衣。空心,酒下二十圆。

疗百疾延寿酒

黄精四斤　天门冬三斤　松叶六斤　苍术四斤　枸杞子五升

上以水三硕,煮一日,取汁,如酿法成,空心任意饮之。

交藤圆 驻颜长算，祛百疾。

交藤根一斤，紫色者。河水浸七日，竹刀刮去皮，晒干

茯苓五两　牛膝二两

上为末，炼蜜，搜成剂，杵一万下，圆如桐子大，纸袋盛之。酒下三十圆，空心服。久服延寿，忌猪、羊肉。

天仙圆 补男子、妇人虚乏。

天仙子　五灵脂各五两

上炒令焦黑色，杵末，以酒糊为圆，如绿豆大。食前，酒服十五圆。

左慈真人陆本无此上四字，作善养**千金地黄煎**

生地黄一秤，取汁，于石器中熬成膏，入熟干地黄末，看硬软剂，杵千下

上圆如桐子大，每服二十圆，空心服，久服断欲，神仙不死。

取积聚方

轻粉　粉霜　朱砂各半两　巴豆霜二钱半

上同研匀，炼蜜作剂，旋圆如麻子大。生姜汤下三圆。量虚实加减。

治癥瘕方

大黄湿纸裹，煨　三棱湿纸裹，煨热，剉　硼砂研

干漆炒，令烟尽　巴豆去皮，出油

以上各一两,为末,醋一方,熬成膏,入后药。

木香　丁香　枳实麸炒,去穰　桂心各一两

上为末,入前项膏子和成剂,杵千下,为圆如绿豆大。饮服三五圆。食后服。

通气阿魏圆　治诸气不通,胸背痛,结塞闷乱者,悉主之。

阿魏二两　沉香一两　桂心半两　牵牛末二两

上先用醇酒一升,熬阿魏成膏,入药末为圆,樱桃大,朱砂为衣。酒化一圆。

治尸厥卒痛方　尸厥者,谓忽如醉状,肢厥而不省人事也。卒痛者,谓心腹之间,或左右胁下,痛不可忍,俗谓鬼箭者是。

雄黄二两,研　朱砂二两,研

上二味再同研匀,用大蒜一头,湿纸裹,煨,去纸,杵为圆,樱桃大。每服一圆,热酒化下。

鬼哭丹　主腹中诸痛,气血凝滞,饮食未消,阴阳痞隔,寒热相乘,抟则为痛。宜以此方主之。

川乌十四个,生　朱砂一两　乳香一分

上为末,以醋一盏,五灵脂末一两,煮糊和圆,如桐子大,朱砂为衣,酒下七圆,男子温酒下,女人醋汤下。

治心痛不可忍者

木香　蓬术各一两　干漆一分,炒

上为末,每服一钱,热醋汤调下,入口立止。

取长虫兼治心痛方

大枣二十一个,去核　绿矾一两,作二十一块子,填枣中,面裹烧红,去面　雷丸七个　轻粉一钱　木香一钱　丁香一钱　水银半两。入铅半两,溶成砂子

上为末。取牛肉二两,车脂一两,与肉同剉令烂。米醋一升,煮肉令成膏。入药同熬,硬软得所,入臼中杵三二千下。圆如酸枣大。圆时先以绯线一条,圆在药中,留二尺许作系。如有长虫者,五更初,油浆水吞下一圆,存线头勿令吞尽。候少顷,心中痛,线动,即急拽线,令药出则和虫出。若心气痛不可忍者,热醋汤化下一圆,立止。

治虫毒方

水银　蜜陀僧　黄丹　轻粉　大黄　丁香　诃子　雄雀粪各一两

上为末。每服二钱,用面半两,共水和成油饼食之。又法:作棋子,入浆水煮热食之。

破棺丹　治阴厥,面目俱青,心下硬,四肢冷,脉细欲绝者。

硫黄一两。无灰酒煮三日三夜,如耗,旋添暖酒。日足

取出,研为末　丹砂一两,研匀细

上以酒煮糊为圆,如鸡头大。有此病者,先于净室中,勿令人知,度病人长短,掘一地坑子,深一尺以来,用苴藋火烧,令坑子极热,以醋五升沃,令气出,内铺衣被盖坑,以酒化下一圆,与病人服之。后令病人卧坑内,盖覆,少时汗出,即扶病者,令出无风处,盖覆。令病人四肢温,心下软,即渐去衣被,令通风,然后看虚实调补。

再生圆　起厥死犹暖者

巴豆一两,去皮,研　朱砂一两,细研　麝香半两,研　川乌尖十四个,为末　大黄一两,炒,取末

上件再同研匀,炼蜜和圆,如桐子大。每服三圆,水化下,折齿灌之,立活。亦疗关膈结胸,极效。

救生圆　治卒死。

大黄四两　轻粉半两　朱砂一两　雄黄一分　巴豆七个,去皮,细研,取霜

上为末。以鲲胆汁和圆,如鸡头大。童子小便化开一圆,斡开口灌之。内大葱一寸许入鼻中,如人行五七里,当吐出涎,即活。

治脾厥吐泻霍乱

黑附子炮,去皮脐,八破　干姜炮　甘草炙　肉豆各一两。印本无此一味,有豉等分

上为末。水半升，末四钱印本作二钱，枣七个，姜一分印本作一钱。同煎去半，温服，连进三服。

三生散　起卒死，兼治阴盛四逆，吐泻不止。

草乌七个　厚朴一尺　甘草三寸，并生用

上为末。水一中盏，末一钱，枣七个，煎七分服。重者灌之。

起卒死

蘸葱根二两　瓜蒂二分　丁香十四粒

上为末，吹一字入鼻中，男左女右，须臾自活。身冷强厥者，勿活。

浴肠汤　治阳厥发狂，将成疽。

大黄四两，温纸裹煨　大青叶　栀子仁　甘草各一两，炙

上为末，水五升，末四两，煎减二升，内朴硝五合，再熬去一升，取汁二升，分四服。量虚实与之，大泻为度。如喜水，即以水浇之；畏水者，勿与吃，大忌。

破黄七神丹

朴硝二斤　朱砂五两　大黄七两　甘遂二两　山栀二两　轻粉一两　豉半斤，以绢袋盛之

上七味，以水二斗，熬令水尽，除去甘遂、豉、栀子、大黄，只取朴硝、朱砂、轻粉为末。以水浸豉汁，研匀后，入末三味同和。煮糯米糊为圆，如弹子大。新

水化一圆,吐泻为度。

三黄圆 治三痟、吐血、诸黄症。

黄连三两 黄芩二两 大黄一两

上为末,炼蜜为圆,如桐子大。食后,温水下十五圆,量虚实加减服。

通中延命玄冥煮朱砂法 治尿血,开拥塞,解毒,治一切热病、风气、脚毒、蛊毒。

朱砂五两 朴硝半秤,水煮七遍。每遍用水三升,水尽为度,取霜,再入水二升 苏木二两 大黄五两 郁金三两 山栀二两 人参二两 桑皮二两 甘草五两

上件同熬,水尽为度。只用朱砂,去余药。杵末,炼蜜圆桐子大。每服二十圆,饮下。可疏诸毒,尤妙。

治暴热毒,心肺烦而呕血方

大黄二两,为末,以地黄汁拌匀,湿即焙干

上为末。每服二钱,地黄汁调下,以利为度。甘草汤亦得。

治吐血方

蛤粉四两 朱砂一两

上为末,新汲水调下五钱。未已,再服,止即已。

治中暍死,心下犹暖,起死方

上令病者仰面卧,取温水,不住手浇淋脐中。次以童子小便,合生地黄汁灌之,自活。禁与冷水,只与

温熟水饮之。

玉霜膏　治一切热毒喉闭。

朴硝一斤　牙硝半斤　硼砂四两　矾石三两

上为末，火溶成汁。筑一地坑子，令实，倾入，盆覆一夕，取，杵为末。入龙脑二两，研匀。新汲水半盏，合生蜜调一钱。小儿量与服。

百生方　救百物入咽喉，鲠欲死者。

茯苓去皮　贯众　甘草

上件，各等分为末。每服一钱，米饮调一分，立效。

治喉闭、闷气欲死者

上取干漆，烧令烟出，竹筒子吸烟吞之。立效。

治漏胎胎损方

川芎　艾叶各一两，炒　阿胶炒　白茯苓□□

上末之，糯米饮调下二钱匕，日七服。仍食糯米粥养之。

治妇人血崩方

枳壳一钱，面炒　地黄二钱，烧醋淬十四次

上为末，醋汤调下一钱匕，连三服，效。

治妇人血闭方

干漆二两，烧　生地黄汁五升

上熬成膏，酒化枣大许，空心服。

三不鸣散　治小便不通及五淋。

取水边、灯下、道边蝼蛄各一个。三处取三个,令相咬,取活者一个,如后法,麝香酒,食空下。

上内于瓶中,封之,令相噬。取活者焙干,余皆为末。每服一钱匕,温酒调服,立通。余皆二字恐误。

甘草汤　解方药毒。

甘草一十二两

上件剉碎,水二斗,煎至一斗,取清,温冷得所服,仍尽量服。

治溺死方

取石灰三石,露首培之,令厚一尺五寸。候气出后,以苦葫芦穰作末。如无,用瓜蒂。

上用热茶调一钱,吐为度。省事后,以糜粥自调之。

治缢死方

先令人抱起解绳,不得用刀断。扶于通风处,高首卧。取薤葱根末,吹入两鼻中,更令亲人吹气入口,候喷出涎,即以矾石末,取丁香煎汤,调一钱匕灌之。

槐子散　治久下血,亦治尿血。

槐角中黑子一升,合槐花二升,同炒焦

上件为末,每服二钱,用水调下。空心、食前各一服。病已,止。

治肠风下血

荆芥穗　地黄_{各二两}　甘草_{半两}

上为末。每服一钱,温酒调下。食后,日三夜一。

治暴喘欲死方

大黄_{一两}　牵牛_{二两,炒}

上件为细末,每服二钱,蜜水调下,立愈。治上热痰喘极效。若虚人、肺虚冷者,不可用。

大圣通神乳香膏　贴诸毒、疮肿、发背、痈疽。

乳香_{一两}　没药_{一两}　血竭_{一两}　黄蜡_{一两}　黄丹_{二两}　木鳖_{二两,去壳}　乌鱼骨_{二两}　海桐皮_{二两}　不灰木_{四两}　沥青_{四两}　五灵脂_{二两}　麝香_{二钱}　腻粉_{三钱}

上并为末,用好油四两,熬令热,下药末熬,不住手搅之,令黑色,滴水中成珠,即止。

水澄膏　治病同前。

井泉石　白及_{各一两}　龙骨　黄柏　郁金_{各半两}　黄蜀葵花_{一分}

上六味并为末,每服二钱,新汲水一盏调药,打令匀,伺清澄,去浮水,摊在纸花上贴之,肿毒、发背皆治。

更苏膏　治一发不测恶疮欲垂_{垂字恐误。}

南星_{一个}　半夏_{七个}　巴豆_{五个,去壳}　麝香_{半钱}

上为细末,取腊月猪脂就膏。令如不痛疮,先以针刺破,候忍痛处,使以儿乳汁同调,贴之。

千金膏　贴一切恶疮、痛疖。

定粉　南粉　腻粉　黄丹各一分

上为末,入麝香一钱,研匀,油调得所,成膏,贴。

定命圆　治远年、日近一切恶候漏疮。此药为末,熔开蜡,就汤内为条,如布针大,内入云母膏贴之。

雄黄　乳香各一分　巴豆二十一粒,去皮不去油

上研如粉,入白面三钱,水和圆如小豆或小麦粒大,两头尖。量病浅深,内疮中,上用乳香膏贴之,效。服云母膏尤佳。

麝香圆　治一切气漏疮。

麝香一分　乳香一分　巴豆十四粒,去皮

上为末,入枣肉和成剂,圆作铤子。看疮远近任药,以乳香膏贴之,以效为度。

香鼠散　治漏疮。

香鼠皮四十九个,河中花背者是　龙骨半两　蝙蝠二个,用心肝　黄丹一分　麝香一钱　乳香一钱　没心草一两,烧灰

上入坩合中,泥固济。炭三斤,煅。火终,放冷,为末。用葱浆水洗净,以药贴之,立效。

定痛生肌肉方

胭脂一分　血竭一两　乳香一分　寒水石三两,烧

上为末,先以温浆水洗过,拭干,傅疮甚妙。

又定痛生肌肉方

南星一个　乳香二钱　定粉半两　龙骨半两　不

灰木一两,烧过

上为末。先以温浆水洗疮口,以软绵帛拭干,

傅之。

治白丁憎寒喘急昏冒方

葶苈　大黄各一两　桑白皮　茯苓各二两　槟榔

七个　郁李仁　汉防己各三分

上件为末。每服三钱,蜜水调下。以疏下恶物

为度。

又取白丁方

铅霜一分　胆矾　粉霜各一钱　蜈蚣一条

上件为末。先刺令血出,内药米心大,以醋面饼

封口,立愈。

治赤丁方

黄连　大黄各一两

上件为末,以生蜜和圆,如桐子大。每服三十圆,

温水下,以利为度。

又取赤丁方

杏仁七个,生用

上件嚼烂,漱之,令津满口,吐出,绵滤汁。入轻粉少许,调匀,以鸡羽扫之。

治黄丁方

巴豆七个,去心膜　青州枣七个,去核,安巴豆在枣内,以面裹,煨通赤

上件为末,以硼砂、醋作面糊为圆,如绿豆大。每服五圆至十圆,米饮下,以利为度。

又取黄丁方陆本元控一行。

黄柏一两　郁金半两

上件为细末,以鸡子清调,鸡羽扫上。

治黑丁方

菟丝子　菖蒲

上二味等分为末,酒浸,取汁扫丁上。更服肾气圆补之。

治青丁方

谷精草　蝉壳各一两　苍术五两

上为末。每服一钱,水调服,食前。仍以针刺丁出,用桑柴灰汁洗之,立效。

已上八方,陆本在中卷四十论后,印本无此方,今附下卷之末。

三棻圆　治小肠气痛。

山、石、吴茱萸各一两　金铃子取肉并皮，一两　青皮去穰　舶上茴香　马兰三味各一两

上七味，逐味于银铫内炒令香，为末，酒糊圆如梧桐子大。每疾作，盐酒下三五十圆。久年不差，五七服可除根本。

金铃圆　治小肠气，一服立愈。

牵牛子炒　青皮去白　良姜各等分　川楝子　舶上茴香各半两　玄胡索一两

上为细末，生姜自然汁煮面糊圆，如梧桐子大，朱砂为衣，每服三十圆，烧绵为灰，浸酒下，不计时候。

烧肝散　治久年不差，心劳口疮。

银州柴胡去芦　白术　红芍药　牡丹皮　苍术已上五味各一两　人参　黑附子炮去脐皮　石斛去浮膜，三味各半两

上同为细末，用㺇猪肝薄批去血水，掺药在上，匀遍，以荷叶裹定，湿纸包之，慢火煨令过熟。空心、食前米饮下。此药有奇功。

补心丹 治因惊失心，或因思虑过当，心气不宁，狂言妄语，叫呼奔走。

朱砂一分 雄黄一分，并研 白附子一钱，为末

上拌匀，以猪心血圆如梧桐子大，更别以朱砂为衣。每服二圆，临卧用人参菖蒲汤下。常服一粒，能安魂魄、补心气、镇神灵。

椒红圆 治漱不止及补中益气，进食。

小椒拣净，二两，去目，炒过出汗用 干山药一两，炮去皮脐 川附子一两，炮去皮脐

上同为细末，以好酒煮淡木瓜和之，再入臼中杵三五百下，圆如桐子大。每服十五、二十圆，空心、食前，盐汤、温酒任下。泄泻，米饮下。如喉中痰涎如水鸡声，晓夕不止者，一两服见效。

缩砂圆 消积、温中、顺气，治风痰，利胸膈，尤治伤生冷，呕逆泄泻。

天南星四两，汤浸洗七遍，切，焙干，秤 良姜四两缩砂仁一两

上为细末，生姜自然汁煮面糊圆，如梧桐子大。每服十五圆或二十圆。擦生姜浸汤下，不计时服。

强中圆 治气消食，益脾胃，进饮食。

白术或苍术 陈皮去瓤 干姜炮 良姜油炒 青皮去瓤

上等分,同为细末,汤浸蒸饼,搦去水,和圆如梧子大,每服三五十圆。

养胃丹 治脾胃不和,全不思食,中脘停寒,呕逆恶心,脏寒泄痢,腹痛肠鸣,常服温中养胃散,思饮食。

丁香一两半 白豆蔻仁半两 人参三分 甘草半两,炙 干姜三两,炮,用干生姜尤佳 半夏曲半两

上同为细末,炼蜜为圆,每两作十圆。每服一圆,温汤化下,空心、食前服之。或细嚼汤下亦可。造曲法:半夏不以多少,汤浸洗七遍,焙干,捣罗为末,用生姜汁和作饼子,焙干用之。

五皮散 大治男子、妇人脾胃停滞,头面四肢悉肿,心腹胀满,上气促急,胸膈烦闷,痰涎上壅,饮食不下,行步气奔,状如水病,先服此药,能疏理脾气,消退虚肿,切不可乱服泻水等药,以致脾元虚损,所患愈甚。此药平,良无毒,多服不妨。

生姜皮 桑白皮 陈橘皮 大腹皮 茯苓皮各等分

上为粗末,每服三钱,水一盏半,煎到八分,去滓,不计时候温服。忌生冷、油腻、硬物。

立效散 治腰痛。

玄胡索 当归 官桂

上等分,酒调细末二钱匕服。

香芎散 治一切头风。

香附子半斤,炒去毛 川芎二两 甘草一两,炙 石膏一两,研

上为细末,每服一钱,腊茶荆芥汤点服,食后。

古卿古败散 治头风、血风,又名荆芥散。

荆芥穗一斤 干菊花半斤 川芎四两 白术二两

上同为细末,食后茶调二钱。此药明目去风。

再苏丹 治骨节疼痛,语言不正,行步艰难,手足战掉搐拽。

川乌头二两 草乌头一两 五灵脂四两

上为末,滴水为圆,如鸡头大。每服一丸,研碎入酒一盏、生姜三片、地黄三条、乳香少许,同煎至七分,临卧通口服。吃了须摩擦患处,令热彻以助药力。如合时入乳香末一二钱,即煎时更不须入。

沉香饮子 治痞气,升降阴阳。

沉香 木香 羌活 独活 人参 桑白皮微炙黄 白茯苓 紫苏叶已上各等分

上㕮咀为粗末,每服三大钱,水一盏,半大枣二个,姜五片,煎至七分,去滓,食前温服。二滓又作一服。

礞石圆 治脾积滞气,酒食所伤,饮食不化,恶心呕逆,胸膈不快,不思饮食,胸腹胀满,脐胁有块,心脾

冷痛，口吐酸水，停饮冷痰，疢癖癥瘕，发痛无度，翻胃转食，面黄瘦乏，四肢头面浮肿，脏腑不调，里急后重及十膈气虚，中有积，妇人血气块硬，悉皆主之。

硇砂一两，用米醋三升化开　巴豆霜二两半，二味同入醋煮两食久　青礞石半两，研　京三棱一两，醋浸一宿，煨，二味次入半食久，入前醋中煮　白面二两，酒半升化，右一味次入煮半食久　大黄一两半，分三分：一生、一炒、一煨，右次入，煮半食久　木香以下并为细末　槟榔　肉豆蔻　肉桂　猪牙皂角去皮，炙　干姜炮　丁香　蓬莪术　芫花醋浸一宿，炒，微令有烟，右九味各一两　青皮　白豆蔻　好墨烧令八分过，右三味各半两　胡椒一分　粉霜一分，研

上次第煮了，次入木香等一十四味，熬成膏，圆如绿豆大。每服三圆，酒饮姜汤杂下。

紫沉消积丸

沉香一两，为末　阿魏一分，研　没药一两，研　巴霜四钱　硇砂一两。已上药，用酒蜜约度多少，一处熬成膏子，然后搜药　朱砂　丁香　干姜已上各半两　硫黄　青皮　高良姜　槟榔　木香　人参　胡椒　官桂已上各一两

上为末，将熬下膏子搜药匀和为圆，如梧桐子大。每服五圆至七圆，橘皮汤下，食后、临卧常用一两圆，

更看虚实加减。

五胜散 治四时伤寒冒风,身热,头痛昏倦,寒痰咳嗽及中满,伤寒。三日以前服,无不效。

甘草炙 石膏 白术 五味子各一两 干姜三分,炮

上五味,同为细末,每服二大钱,水一盏,入生姜二片、枣子一个,同煎至七分,去滓,温服。中满,以盐煎;伤风头痛,加荆芥煎。不计时候服。

治伤寒咳逆噎汗,寻常亦可服。

丁香 柿蒂一钱 甘草 良姜各半钱

上为末,用热汤猛点,乘热一服,效。

如圣散 治一切无异色疮肿,消毒,并闪肭折伤,接骨定痛,活养血脉。已破者,不可用。

赤小豆一升 川乌头一两,炮 草乌头一两,炮 乳香半两 芸苔子一两

上件同为细末,每用一钱,入白面一钱。疮肿用水调稀,煮一两沸,放温,摊纸花上贴患处。伤折用醋调,骨损用黄米粥调。依患处大小贴之,上用帛子缠系,或以沙木篦夹。五日一换,六十日当差。

以上见《华氏中藏经》卷第六

治恶疮发背

烧车螯 芦壳无有竹根代 黄柏 甘草

上等分为末,先以青盐、薄荷、园荽、楼葱煮浆水

汤洗疮，男子以妇人、妇人以男子唾调前药涂之，以赤水出为度。

神效乳香膏　治一切疮肿，生肌止痛，名金露。

芝麻油四两　黄丹一两半　乳香一分　羊同骨髓四两　麝香少许。一方用没药一分代乳香

上件药一处入磁器内，用文武火熬之成膏，用绵滤过，入磁合收之，入黄蜡半两。

金屑丸，亦名黄圆子　治伤风寒，头痛肌热，大效。

大天星五个　半夏二两，洗七遍　石膏二两　甘草半两　郁金一两

上为末，以生姜自然汁为圆，如鸡头大，每服二圆。伤寒头痛，荆芥茶下；四肢厥冷，灯焰上烧存四分性服；大便不通，大戟汤下；小便不通，大黄汤下；破伤风，豆淋酒下；常服，茶清下。并嚼咽。

白散子　治发背，候取下毒无，次用清凉膏贴之。

白附子　大香附子各半两　半夏一分，姜制　黑牵牛二两，半生、半炒令熟　大甘遂一分，以大麦炒，候麦黄赤色，去麦不用，须极慢火炒之。

上为末，量患人虚实加减，每服二钱，以蜜酒调下，续饮温酒一两盏，候所苦处刺痛为痛，微利三五行，泻出恶物即差。次用膏药贴之。气盛者，一服二钱，余更裁度。

清凉膏　治发背等,先用白散子取之,次用此药贴之。

川当归二两　香白芷　木鳖子肉　白及　芍药　黄柏　白蔹各一两　乳香别研　腻粉各少许　白胶少许　黄丹五两

上用清麻油十两,煎前七味,候紫色去之,入槐、柳枝各七寸,再煎少顷,又去之,入黄丹五两熬成,入乳香等,重绵滤,入罐子内贮之,用如常贴使。

妙应膏　治疥癣。

蔄茹　藜芦

上等分为粗末,油煎焦黑去滓,入黄蜡就成膏,涂擦之。

治恶疮金疮、刀斧伤见血方

上降真香为末贴之,入水并无妨,绝妙。

治嵌甲累效

硇砂一钱　乳香一钱　腻粉半钱　橄榄核三个,烧灰存性　黄丹一字

上为末,入生油调,先以盐汤洗净揩干,傅之两上效。

治恶疮疥癣

巴豆一十一粒,油煎令沸,去巴豆不用　蛇床　蔄茹

上后二味等分为细末,入轻粉少许,用巴豆油调

傅之，及揩痒处。

佛手膏 治脓窠疮神效。

大戟 细辛 蛇床子各一两 雄黄 白胶香 青州蝎 黄柏 黄丹各半两 白矾一钱

上为末，以清油八两熬烟出，次下去皮巴豆四七粒，槐枝二七截，候焦，取去不用，次下黄蜡一两、松脂二两，次下前九味末，以槐枝不住搅成膏，磁合内贮，又名紫霜膏。

治发背、一切痈疽、金石药毒发。

上以紫背车螯大者，盐涂固，济火煅通红，放冷取出，研为极细末，地上出火毒一宿，以甘草膏子圆如梧桐子。每服三五十圆，甘草汤下。日进三服，第三日取下恶物，用后药贴之。

贴疮白膏药

上以寒水石，不以多少，火煅通红，入磁药器中封口令密，沉井中一宿取出，研极细，以腊月猪脂和如膏，稀稠得所，自疮赤尽处涂之，阔一指许，上以薄纸为花子，中心留一孔贴定，渐次赤退即迤逦移近，裹至愈，纸花孔子外所留纸，令与所涂药阔狭等。

接骨散 治折伤。

黄狗头骨一个，以汤去毛，便以汤连皮去之，炭火煅过，去泥为细末 官桂末 牡蛎亦泥固煅上三味,各为细末,每用狗骨末五钱,入牡蛎末三钱、官桂末二钱并炒,以糯米粥铺绢帛上,方掺药在粥上,裹损伤处。大段折伤者,上更以竹片夹之。少时即痒,不可抓之,轻以手拍,三两日效。

治金疮妙方

上以石灰,不以多少,和人血作饼,厚两指许,风干,旋切傅之。

治内损吐血

上以飞罗面微炒,以浓磨墨一茶脚二钱许,服立效。

越桃散　治下血及血利。

越桃栀子也　槐花　青州枣　干姜

上等分,烧存性,为末,陈米饮调下二钱。

炙肝散　逐胃中风邪,益脾进食。凡人虚弱,用补药日久,渐至瘦损,食少倦怠,大便频数泄漏,服此药无不取效,妙。

白术　白芍药　山白芷　桔梗各四两

上各生为细末。用不入水獖猪肝五两,作小片子或块子,拌药十五钱,细切葱白二寸,盐一钱同拌肝令匀,以竹签子作串,慢火炙香熟啖之,米饮送下。空心、食前各一服,渴勿吃冷水,半月必安。

地黄散 牢牙,去齿病。出僧文莹《湘江野录》。

歌曰:

猪牙皂角及生姜,西国升麻熟地黄,

木律旱莲槐角子,细辛荷叶要相当荷叶取心用。

青盐等分同烧煅,研杀将来使最良,

擦齿牢牙髭鬓黑,谁知人世有仙方。

治牙痛神验

旱荜拔　木鳖子去壳

上先研木鳖子令细,入荜拔同研令匀,随左右鼻内搐之,每用一豆许。

治牙痛及走马疳

上用头发㐬𧾹,用剃面刀子细切,铫内慢火烧存性,为细末,掺患人。

治风气攻注,牙齿肿痛

藁本　剪草　细辛

上等分为粗末,每服三钱,水二大盏,煎至一盏半以下,乘热漱之。过微觉痛,少顷自止。

治喉闭及肿痛

白梅二十五个,取肉　白矾一钱　甘草一钱　生蓖麻四十九粒,去皮

上同研匀,和圆如鸡头大,以绵裹含化。

绛雪　治喉闭。

硇砂皂大一块　白矾同上　马牙硝一分,秤　硝石
四两　黄矾半两　新巴豆六枚

上用粗磁小碗儿一个,先煨令热,下前四味,次下
丹,次下巴豆,仍将巴豆先打破,逐个旋下,候焰尽,又
下一个,入蛇蜕皮一条,自然烧化,以砂、矾成汁,候结
硬末成,每用少许,以笔管吹在患处。

碧雪　治口疮,如咽喉痛肿,即含化。

焰硝二两　甘草二两,不炙生用　青黛半两　僵蚕
半两

上为细末,取黄牛胆汁和之令匀,却入胆内当风
吊,腊月合,过百日中用。

乌龙散　治骨槽风、牙龈肿,有奇功。

上用不蛀皂角,不得捶破,只剜取去皂子,却入和
皮尖杏仁一个,在皂子处烧存性,研细,每一两入青盐
一分,令匀,不计时揩牙用。

治口疮

用五倍子为末,掺疮上。

治喉闭,牙关不开者。

上以白僵蚕微炒为末,生姜自然汁调下一钱,如
神效。

白龙散 治风毒赤烂，眼眶倒睫，冷热泪不止。滴水和为鸡头大圆子亦得。

白鳝粉一两 铜碌一钱,别研入

上同再研匀，每用半钱，百沸汤化开，以手指洗眼。

清中汤 治暑气中暍。

陈皮二两 甘草一两,蜜炙焦黄,脆可折 干姜半两,湿纸裹煨

上为末，每服二钱，水一盏，煎至八分，温冷吃汤、点水调皆可。

皂角散 治五种肠风，泻血下痢，粪前有血，号外痔；粪后有血，号内痔；大肠不收，号脱肛；谷道四面有努肉如奶，号举痔；头上有孔，号漏。并皆治之。

黄牛角鰓一个,剉 蛇蜕一条 猪牙皂角五枚,剉穿山甲

上四味，同入瓷瓶内，黄泥封固候干，先以小火烧令烟出，方用大火煅令通红为度，取出摊冷，杵罗为末，患者先用胡桃肉一个，分作四分，取一分临困时研细如糊，温酒调下便睡，先引虫出，至五更时温酒调下药末二钱，至辰时更进一服。取下恶物，永除根本。

白龙散 治消渴。

寒水石生 甘草半生、半炙 葛粉各等分

上件为细末,每服二钱,浓煎麦门冬苗汤调下,服立止。

神验柴胡散 治大人、小儿骨热,夜间如蒸。甚者,不过十数日见效。

土柴胡<small>不以多少,去芦,洗净,炙黄色,不令太焦,亦不须银州者</small>

上为末。每服二钱,水一盏,入地骨皮指面大二片子,同煎至七分,食后温服。如虚瘦,但空心服补药,食后煎下数服,时时如水饮之。

圣饼子 治咯血。

青黛<small>一钱</small> 杏仁<small>四十粒,去皮尖,以黄明蜡煎黄色,取出研细。</small>

上二件再同研匀,却以所煎蜡少许溶开和之,捏作钱大饼子。每服用干柿一个,中破开,入药一饼令定,以湿纸裹,慢火煨熟,取出,以糯米粥嚼下。

治产后恶心

白术<small>一分</small> 生姜<small>减半</small>

上并㕮咀,水一盏,煎至七分,温服,如神。

艾煎圆 治妇人经脉不止。

金毛狗脊<small>一两,去黄毛</small> 威灵仙<small>一两</small> 良姜<small>一两</small>熟艾<small>二两,糯米糊和,日干为末。一法用醋熬,焙干,亦可为末</small> 赤芍药<small>一两</small> 附子<small>半两,炮</small>

上为末，以药一半同醋煮面糊，和余一半为圆，桐子大。每服十圆，温酒下，食前、空心服。

治血山崩甚

上以凌霄花焙干，为末，酒下三钱，立止。昼夜不定者，一服效。

治产后发热无忧散

琥珀一两，研　生地黄半斤，切

上将地黄于银器中炒烟尽，合地上出火毒，乳钵内研为末，每一两琥珀末二钱匀合，用童子小便与酒中半调下一钱，日三服。

治肿毒

天南星生为末　白矾研细

上等分，新汲水调涂，干再扫之。

治大人、小儿偏坠，服讫以食压之。

防风　官桂研细，辛辣者

上等分为末，调酒二钱。

神应乌玉丹　治丈夫、妇人久新肠风，痔瘘着床，头痛不可忍者，服此药不过三四次便见功效。初得此疾，发痒或疼，谷道周回多生硬核。此是痔，如破是瘘，只下血是风，皆因酒、色、气、风、食五事过度，即成此疾。人多以外医涂治。病在肠内有虫，若不去根本，其病不除。此药的有神效，不可细述。

椶茵　乳发各二两　猬皮四两　猪蹄甲一十四个,须后脚者　牛角䚡三两　苦楝树根二两半,洗净　槐角一两半　雷丸　芝麻各一两,拣净　真麝香二钱　滴乳香半两

上除乳、麝二香别研细外,并细剉,入藏瓶,或沙合子不固济周回,用熟炭火煅烟才尽,便去火。全在体度煅,未有则杀纳,不细煅,过则药无力。入二香同研匀,无灰醇酒打面糊为圆,如梧桐子大。每服八粒,先细嚼胡桃一枚,以温酒吞下。空心、晚食前,日二服。如病甚,日三服。切忌服别药,不过三两日,永除根本。

治小儿奶癣

上以白芥子,不以多少,研成膏,摊纸花子上,贴疼硬处坐中效。

以上见《华氏中藏经》卷第七

常山汤　治妊娠患疟。

常山二两　甘草一两　黄芩三两　乌梅十四个石膏八两,并研

上以酒一升二合,渍药一宿,煮三四沸,去滓。初服六合,次服四合,又次服二合,发前次第服之。今但抄五大钱渍酒一盏。

常山汤　治同前。

常山三两　竹叶三两　石膏八两　杭米一百粒

上以水六升,煮取二升半。分三服:第一服,未发前,待食久服之;次,临发时服;余药一服,以涂头额及胸前五心,药滓置头边。当日勿近水及进饮食,过发乃饮粥。此二方皆大汤剂,今但抄五大钱,水一盏半,煎至七分服。

铁罩散 安胎如神。

上以香附子炒去毛,令净,为细末,浓煎紫苏汤调下一钱。

失笑膏 治妇人产后血不快、刺痛等症。

五灵脂 蒲黄

上等分为细末,每服二钱。米醋半盏,同熬成膏,再入水一盏,煎至七分热服,痛如失。

催生,治危急神效。

朱砂半两 乳香一两

上为末,端午日猪心血圆梧子大,乳香汤下一粒。并治小儿斑痘不出。

白术圆 治小儿白泻。

白术 当归 芍药 木香减半

上等分为末,炼蜜圆如绿豆大。每服十圆、十五圆,不拘时候,米饮下。

木香圆 治小儿吃食太早,遂成疳疾,腹胀疳泻及酿肚等病。

木香　沉香　青皮去白,各一钱　肉豆蔻一个,面裹煨　牵牛二钱,炒

上为细末,醋面糊圆如麻子大,二三岁儿服三粒,五六岁服五七粒,浓煎萝卜汤下。

玉柱杖散　治小儿疳瘦。

黄芪　人参　白茯苓

上等分为末,每服一钱,水一盏,煎至六分呷之,不拘时。

沉香养脾丸

人参　白术　川面姜炮　甘草炙　木香　丁香　肉豆蔻面裹煨　缩砂八味各半两　沉香一分

上为细末,炼蜜圆,一两作十粒。每服一粒,嚼下,食前服,化下亦得。

佛手膏　治眼生翳膜,并努肉赤脉攀睛,翳晕,冷热泪下及眼眶赤烂等方。

乳香真者,研,半字　硇砂半字,研　麝香一字,研　当归半钱,剉细　黄连一钱,去须,秤,剉细　白矾半字,飞过,研细　白砂蜜四两,须白砂者佳　青盐一字,光明者,研

上除蜜先将上七件于乳钵内研烂,同蜜一处拌匀,入新竹筒内,用油纸两三重以线系扎定口,勿致水入,放净锅内,添水煮竹筒,自早至午时,破竹筒倾药,

以新绵或重绢滤过，入药于瓷瓶子内，牢封埋地坑内，经宿取出点之，用铜柱点，每点了合眼少顷，复以温净水洗之。翳膜嫩者，是近年生者，当五七次随药退下；翳老者频点，旬日退下即效。努肉、瘀肉，不过两三日，随药以铜柱刮落努肉，自然绽断。此方不谬，累验也。

治小儿乳癣，胸腹高、喘急吐乳方。

上以不入仓黑豆七粒，去皮，研极细，滴水七遍，和成作七丸，以青黛末滚之令遍，更用白面和作皮裹药，慢火煨热去面，再研细，别入腻粉、生脑子、麝香各少许，再滴水丸作七丸。每服一丸，临卧温水送下，儿子小嚼破无妨，极效。

神术散 治伤风，头痛声重。

苍术四两　川芎一两　藁本二两　炙甘草一两

上㕮咀，每服二钱，水一盏，生姜二片，同煎至七分。通口服，不拘时候。

理大肠一切下血

取雄黑豆紧小长者是，不以多少，微以皂角汤浸发动，炒熟，去皮，为细末，炼猪脂为丸，如梧桐子大。每服三十丸，陈米饮、熟水皆得服，甚妙。

治妇人怀妊多坠方

熟艾五斤　米醋三斤，煮，炒干焙为末　木鳖子五个，研细　大赭石二两，醋淬七遍。

上同为末，煮枣肉为丸梧子大。每服三十圆，米
饮下。

花红散　治恶疮大效方。

龙骨雪白真者一两　乳香半皂子大　粉霜半钱
光粉二钱　轻粉以小平钱抄半钱　麝香少许　脑子少许
黄丹逐旋入，看颜色粉红即止

上合了，如患疮，先用温浆水洗净，次用好油涂
疮口上了，方可将药掺在疮上，用膏药贴，日三四次易
之。赵允蹈赴温倅过诸暨，传此方，云亲自得效，渠患
一漏疮，以药用纸捻填疮中，上以膏药贴之，日生肉，
旧不痛遂渐觉痛有血，是好肉生也。

治喉闭

白僵蚕　天南星并生用

上等分为末，以生姜自然汁调一字许，用笔管灌
在喉中，立效，仍咬干姜一皂子大，引涎出。

治肠风下血

桤藤子二个，如当三钱大者。如果大只用一个。取穰，
别研极细　不虫皂角子四十九粒，烧存性，别研细

上拌匀每服二钱，温酒调下，如人行五里，再以温
酒一盏趁之，日一服，极效。

治一切痈疽，地黄膏，兼治毒虫所伤。

石膏火煅　藿香叶　蚌粉　香白芷　雄黄研

上等分，同为细末，以生地黄自然汁调，稀稠得所，涂疮上。四围留疮头，已破者，亦留疮口勿涂，干即再傅之，药厚以新水润之。其效如神，极妙。

万全金花散　理发背疽疮，疼痛不可忍者。凡肿在脊骨，边根株如碗盏大，上面有细头子如粟米粒，白色其间，亦有如石榴子者，即疽疮也。

车螯紫色者出海际，用火煅赤，地上出火毒气了，为细末　生黄柏为末　生甘草为末　干芦皮自东边面西芦篱障上取皮，为末

上各为末了，旋抄车螯末、黄柏末各一钱，甘草末半钱已上，芦皮末一钱半已上，拌匀，用津唾调，以竹篦子傅肿上，须盖遍疮根。未穴者自穴，已穴者恶物自出，凡十上取效。每傅疮时，须先用赤根葱三两、茎薄荷少许、盐少许一处煎汤，放冷淋洗，旋旋用帛子拭干，方可上药，应系恶疮疖并傅之。无头者即消，有头者即脓出。神效。

治阴疮

蜡茶　五倍子等分　腻粉少许

上傅之。

治吹奶

水茸角不以多少，新瓦上煿干。

上为细末，临卧酒调服二钱匕，次日即愈。已破者，略出黄水，亦效。水茛角状如鬼腰带，作小窠子生，三四月开小黄花，叶如夜合叶，六七月采。两浙呼为合萌。

治风痰眩晕，二乌丸

川乌头　草乌头各四两　青盐四两　黑豆半升

上用水二升，同煮四味，水耗即以温水添之，候川乌头半软，四破之，更煮，以透烂为度，去皮，同煎乌头并黑豆，于石臼或木臼内捣令极烂，不见白星即就圆，干即以煮药水添湿同捣，煮时留一盏以下水，以备添，勿令煮干也，圆如梧子大。每服三二十圆，盐酒、盐汤任下，食前。

治风痫

上九蒸九爆天南星为末，姜汁糊圆梧子大，煎人参菖蒲汤或麦门冬汤下二十圆。

治风虫牙

上用大北枣一枚，擘开去核，入和皮巴豆一粒，却捏合，于慢火上炙，令焦黑如干浮炭样，取放地上，良久碾为细末，以纸捻尖，掺少许入虫牙窍内。不过五七次，永绝根本。

木香饼子

木香半两　丁香皮二两　益智仁一两　香附子四

两，去粗皮，炒　甘草二两，炒　缩砂仁一两，面裹煨，面熟为度　蓬莪茂二两，炮

上件七味，为细末，水糊为圆梧子大，捏作饼子，每服一二十饼，温熟水嚼下，食后。

治瘰疬

瞿麦　海藻　凌霄花　北边背阴土别研　皂角刺新者

上并等分，每服三钱，米饮调下，食后，日二服。

贴已破者

上用铅炒，取灰滓研细，以温盐浆水洗净贴之。

二虎丹　治疟。

辰砂　硫黄

上热多加辰砂，寒多加硫黄，并研细枣肉为圆，如龙眼大，当发日新水七分一盏化下。

金疮药

上用上等风化石灰罗过，以紫荆芥心韭一般多少，捣灰成块，阴干，旋为末，用付之，五月五日合。

神仙眼药并种空青法

秦皮三钱，去粗皮，剉细　乳香一块，如枣大　胡黄连三钱　灯心一握，七寸长　枣子三个　斑蝥一个，去翅、头、足　古老钱七文，不剉

上都为粗末，入无油去声器中，砂器尤佳。用井

花水一大碗,熬去半碗,用绵绢挤过。再将滓以水半磁碗煎取一盏,入挤过汁。同煎汁入新碗中熬似稠粥样,入小瓷合中或角合中盛。将空青并硼砂一块如两豆大,飞过,熬干,空青不熬,再研入脑子,多不妨,麝香少许,四味同入药膏内搅匀,每点一粟米许在眼眦头,将手挪匀,仰面候药微涩过,将沸盐汤用软帛片蘸洗,快则已之。

种空青法

朴硝半钱　白蒺藜一分　龙胆草一分　仙灵脾叶一钱　旋覆花一钱

上为末,用黄泥一块拳大,同药和匀,水调如软饭相似,作土饼一个。用太平钱五文,按五方排定,于光面墨书金、木、水、火、土五字,所写字向下,钱字向上,随五方安用硇砂如豆大,每钱安四块在四字孔镰中,须要干黄土上顿着土饼,将新砂盆一个盖之,又将燥黄土盖盆,冬月十日、夏月五日取出,于钱上摘取下细研入药。此为种空青法,不可嫩,亦不可老,须得中也。

治胞损小便不禁　牡丹须细花者,不然无效。

白牡丹根皮,为末,一钱　白及为末,一钱　生绢一尺

上同以水煎如饧,每服半盏。

治喘嗽上气

蒲颓叶

治一切肺喘剧甚者,效如神。焙碾为细末,米饮调服二钱上并服取差。气味清香,其实酸涩夏红,可食,核如枣核,类山茱萸,拣叶背白者用。江西谓之芦都子。

治蛇伤

香白芷

上为末,浓煎麦门冬汤调下二钱,神效。

换骨丹　治一切卒中,手足顽麻,腰膝沉重,左瘫右痪截,四时伤寒,妇人血刺。产前、产后每一粒,酒一盏,碎捶浸至夜,温动化散,临睡和滓服。小儿惊搐,米饮化半圆。

桑白皮　川芎　吴白术　紫河车　威灵仙　蔓菁子各二两　人参　防风　何首乌各二两　地骨皮二两　五味子　木香　苦参各一两　犀角半两　麝香龙脑各半钱

上为细末,用膏和。

作膏法

地黄三斤,去根不去节,剉细　苍术半斤　槐角半斤

上用河水一斗八升,井水亦得,同熬至三四升,去滓留清者,再熬成膏,和前药,每两作八圆,朱砂为衣。

治痢疾,神效香粟饮子

丁香五枚　罂粟壳五个,炙黄　甘草一寸,炙　白豆蔻仁一枚　乳香一皂子大

上㕮咀,以水一碗,煎至半碗,温服。

治烂眩风眼

宣黄连半两,去须　大肉枣三七个,去核　杏仁五十粒,不去皮尖　脑子一字

上一处,用雪水一升,砂锅内文武火煮留一盏许,窨三七日,以铜筋点。食后、临卧,日可三四次点之。杏仁去尖。

　　　　　以上见《华氏中藏经》卷之八

方剂索引

九画